手术室探秘

生命守护者的殿堂

主　编　伦晓钦　王国凤　李园春
副主编　黄德华　王文正　高　翔
　　　　张海菊　贾胜男

西北大学出版社
·西安·

图书在版编目（CIP）数据

手术室探秘：生命守护者的殿堂 / 伦晓钦，王国凤，
李园春主编 . -- 西安：西北大学出版社，2025. 3.
ISBN 978-7-5604-5647-8

Ⅰ. R612

中国国家版本馆 CIP 数据核字第 2025Z1A562 号

手术室探秘：生命守护者的殿堂

SHOUSHUSHI TANMI SHENGMING SHOUHUZHE DE DIANTANG

主　　编	伦晓钦　王国凤　李园春	
出版发行	西北大学出版社	
地　　址	西安市太白北路 229 号	
邮　　编	710069	
电　　话	029-88303310	
网　　址	http://nwupress.nwu.edu.cn	
E - mail	xdpress@nwu.edu.cn	
经　　销	全国新华书店	
印　　装	陕西瑞升印务有限公司	
开　　本	720 毫米 ×1020 毫米　1/16	
印　　张	10.75	
字　　数	160 千字	
版　　次	2025 年 3 月第 1 版　2025 年 3 月第 1 次印刷	
书　　号	ISBN　978-7-5604-5647-8	
定　　价	58.00 元	

本版图书如有印装质量问题，请拨打 029-88302966 予以调换。

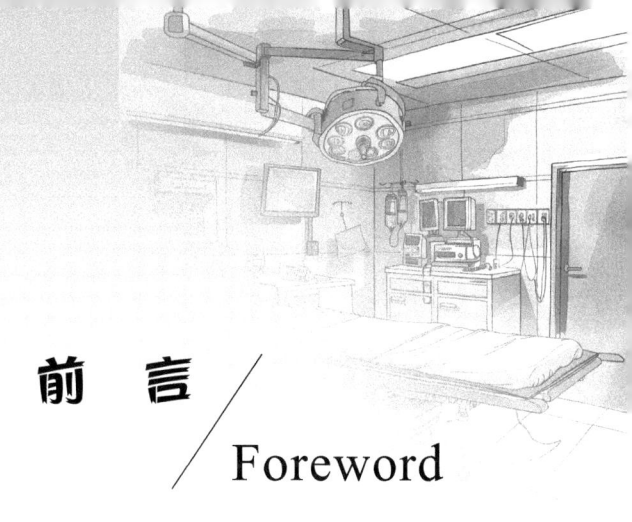

前　言

Foreword

　　在医疗领域的神秘殿堂中，手术室无疑是一个充满未知与奇迹的地方。它既是生命与死亡的交锋之地，也是医术与科技融合的舞台。每当那扇紧闭的门缓缓开启，便意味着一场与病魔的较量即将上演，而手术室内的每一寸空间、每一件器械，都承载着对生命的尊重与守护。

　　手术室，这个对大多数人而言既熟悉又陌生的环境，其背后隐藏着无数不为人知的故事和精密复杂的操作流程。在这里，时间被精确到秒，每一个动作都经过千百次的演练，力求达到最完美的配合。医生、护士、麻醉医生……每一个角色都如同乐章中的音符，共同谱写着生命的交响曲。

　　探秘手术室，不仅是对医疗技术的一次深度剖析，更是对生命奥秘的一次敬畏之旅。我们将带您走进这个看似冰冷实则充满温情的地方，揭开它神秘的面纱，让您近距离感受那份紧张而有序的氛围，了解在生死边缘徘徊时，医护人员如何以精湛的医术和坚定的信念，为患者点亮生命的灯塔。

　　本书将带您穿越手术室的各个角落，从术前准备到术后恢复，从先进的医疗设备到严谨的消毒流程，从医护人员的默契配合到患者家属的焦急等待……每一个细节都将被一一呈现，让您对手术室有一个全面而深入的了解。

手术室探秘，不仅是一次知识的探索，更是一次心灵的触动。在这里，您将见证生命的脆弱与坚强，感受医者的仁心与担当。让我们一起走进这个充满挑战与希望的地方，探寻那些关于生命、关于爱、关于责任的故事吧！

编　者
2025 年 2 月

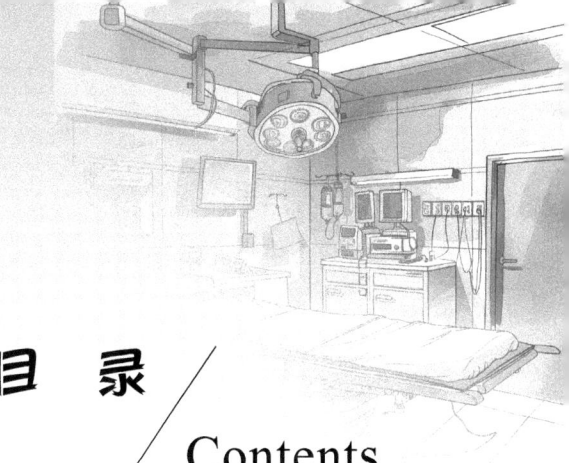

目　录 / Contents

目
录

目
录

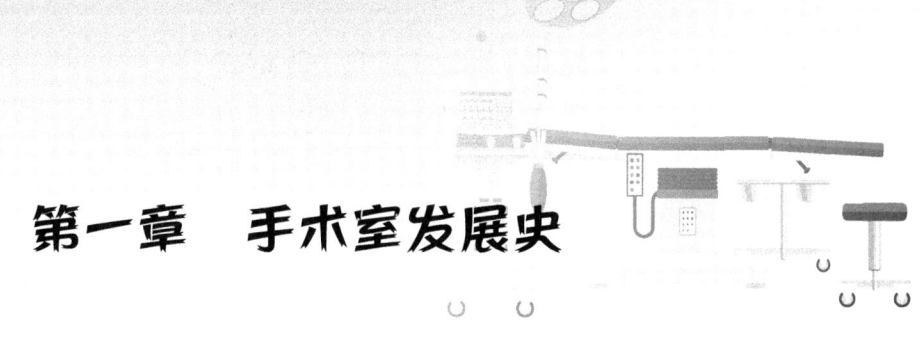

第一章　手术室发展史

手术室是为患者提供手术及抢救的场所，是医院最重要的核心部门之一。手术室从最初的澡堂和圆形剧场发展至今，在过去的几百年中发生了翻天覆地的变化。让我们穿越时空，见证手术室的发展史，了解不为人熟知的手术室的"前世今生"吧！

一、第一代简易手术室：起源与发展

外科手术的历史可以追溯到遥远的新石器时代。公元前 10000 年到公元前 8000 年间，人们将燧石、翡翠、黑曜石等石材的边缘打磨锋利，使其变成容易切割的刀具，这种刀具就是最古老的手术刀，在当时主要用来文身、放血、切开排脓和割礼。

手术刀历经万年的岁月淬炼，可以说是最古老的医学工具。在公元前 4000 年的安纳托利亚，也就是现在的土耳其境内，已经使用黑曜石制成的刀具实施非常复杂的手术，如开颅手术。其中一些保存完好的黑曜石刀具非常锋利，甚至到现在还能切开皮肤。

手术室的历史可以追溯到古罗马时期，但真正意义上的手术室的概念形成于 16 世纪的意大利和法国。当时，为了进行尸体解剖和手术教学，建立了圆形剧场，这些场所逐渐演变成了早期的手术室。

随着科学技术的进步，外科学得到了飞速的发展，而外科学的发展又带动了无菌术和消毒法的发展。到了 19 世纪，麻醉学诞生，首例乙醚麻醉下的手术出自美国牙科医生威廉·莫顿（William

Morton），他也是麻醉领域的开创者之一。在 19 世纪中期以前，外科手术往往伴随着巨大的痛苦和恐惧。由于缺乏有效的麻醉方法，患者在手术过程中必须忍受极度的疼痛，医生也面临巨大的心理压力，这不仅限制了外科手术的发展，也使得许多患者因无法忍受疼痛而放弃治疗。因此，医学界一直在探索有效的麻醉方法，以减轻手术患者的痛苦。

乙醚作为一种无色、易挥发、有刺激性气味的液体，早在 16 世纪就已被化学家所发现。然而，直到 19 世纪初，人们才开始逐渐认识到乙醚的麻醉效果。最初，乙醚被用作一种溶剂和化学试剂，但人们很快发现，吸入乙醚蒸气后会产生一种欣快感，甚至出现幻觉。因此，乙醚在 18 世纪和 19 世纪成为一种流行的娱乐药物，尤其是在欧洲国家和美国。

1846 年 10 月 16 日，美国医生威廉·莫顿在麻省总医院首次公开演示了乙醚麻醉手术。他使用乙醚作为麻醉剂，通过面罩让患者吸入，成功地为一位患者实施了无痛拔牙手术。这一成功演示震惊了当时的医学界和公众，为乙醚麻醉的普及和应用奠定了基础。首例乙醚麻醉手术的成功演示极大地推动了医学麻醉的发展。乙醚麻醉的广泛运用，使得外科手术从一种酷刑转变为一种治疗疾病的高效方法。尽管当时的手术场地设在图书馆的教室内，且没有一人穿着白大褂，但这一切却标志着手术室历史的开端。

早在 16 世纪，人们就已经开始了使用蒸汽进行消毒的初步尝试。然而，直到 19 世纪中期，随着微生物学的发展，特别是细菌学说的确立，人们才逐渐认识到蒸汽灭菌在医疗和公共卫生领域的重要性。19 世纪中期，随着麻醉学的兴起，外科手术开始逐渐普及，然而，手术过程中的感染问题却成为制约外科手术发展的瓶颈。为了解决这一问题，人们开始探索各种消毒方法，其中蒸汽灭菌法因其高效、简便、经济的特点而逐渐受到重视。19 世纪末，法国物理学家丹尼斯·帕平（Denis Papin）和法国微生物学家路易斯·巴斯德（Louis Pasteur）等人对蒸汽灭菌法进行了深入的研究和改进。巴斯德与他的学生和助手查尔斯·钱伯兰（Charles Chamberland）基于帕平的高压锅原理，发明了第一台现代高压蒸汽灭菌器，被称为"Autoclave"（高压蒸汽灭菌器）。这一发明大大提高了蒸汽灭菌的效果和效率，为蒸汽灭菌法在医疗和公共卫生领域的广泛应用奠定了基础。

自巴斯德发明高压蒸汽灭菌器以来，蒸汽灭菌法逐渐在医疗、食品、制药等领域得到广泛应用。特别是在手术室中，蒸汽灭菌法成为保障手术安全、预防手术感染的重要手段之一。通过高温高压蒸汽对手术器械、敷料等物品进行彻底消毒，有效降低了手术过程中的感染风险。随着科技的不断进步和医疗需求的不断提高，蒸汽灭菌法也在不断发展和完善。现代高压蒸汽灭菌器已经实现了自动化、智能化控制，能够精确控制灭菌温度、压力和时间等参数，确保灭菌效果。同时，新型蒸汽灭菌技术和设备也在不断涌现，如预真空压力蒸汽灭菌器、脉动真空压力蒸汽灭菌器等，进一步提高了蒸汽灭菌的效果和效率。

蒸汽灭菌法的由来是随着人们对微生物学认知的加深以及消毒需求的提升而逐渐发展起来的。经过不断地研究和改进，蒸汽灭菌法已经成为现代医疗和公共卫生领域中不可或缺的重要消毒手段之一。

1887年，手术前开始应用洗手法，在今天，每个外科医生和手术室护士都知道手术前要将双手及手臂洗净消毒，但是早在150多年前，包括医学界权威都不相信这是科学，唯一例外的是匈牙利的产科医生伊格纳兹·塞麦尔维斯（Ignaz Semmelweis）。正是这位伟大的"母亲救星"揭开了人类医学无菌手术的序幕，他是医学史上第一个提倡术前洗手的人。但这位伟大的医生为此而被送入疯人院，最后被迫害致死。

在19世纪中期以前，外科手术往往伴随着极高的感染率和死亡率。医生们逐渐意识到，手术过程中的一些操作可能导致了感染的发生，但具体的原因尚不清楚。直到19世纪中期，随着微生物学的发展，人们开始逐渐认识到细菌等微生物在手术感染中的重要作用。1846年，塞麦尔维斯医生通过流行病学研究方法证实手部卫生与产妇死亡的关系。他发现，由那些进行过尸体解剖的医生接生的产科诊所，产妇死亡率远远高于其他诊所。经过深入的研究推测，他认为这极有可能是医生们在解剖后未对手部进行清洁便去接生，从而导致了感染的发生。于是，塞麦尔维斯要求医生在接生前务必用肥皂和氯水清洗双手。这一举措成效显著，大大降低了产妇的死亡率。

1850 年，在维也纳医生公会的演讲会上，塞麦尔维斯报告了产褥感染发生的原因和预防的方法。当他宣布"是医生自己受污染的双手和器械，把灾难带给了产妇"这一结论时，会场里立即混乱起来。那些权威专家气得胡子发抖，暴跳如雷地嚷道："天哪！要是事实果真如此，那不是说过去产妇的死亡，都是我们肮脏的手造成的吗？我们不都是罪人吗？真是岂有此理！"塞麦尔维斯理直气壮地反驳："过去错了并不可怕，可怕的是不承认科学和现实。"塞麦尔维斯的观点遭到了妇产科前辈、权威人物克莱因的反对，因为如果承认了塞麦尔维斯用氯化物洗手的合理性，就等于承认自己这几十年来都自觉或不自觉地在谋害妇女或母亲的生命。就这样，克莱因宁肯让孕妇面临死亡的厄运，也不肯接受塞麦尔维斯的正确观点，反而恼羞成怒地辞退了这位有卓越见解的年轻人。

塞麦尔维斯被迫由维也纳回到故乡匈牙利，但他仍然坚持自己理论的正确性，并在他任职的匈牙利圣罗丘医院继续推行他的防治感染措施，使该院的产妇死亡率降到了 0.85%，这是当时的最低纪录。1861 年，他以观察报告的形式，出版了《产褥热的病原、实质和预防》一书。这本书后来被称为医学史上的经典著作。

然而，尽管塞麦尔维斯的理论在当时具有决定性意义，但由于当时的科技水平和医学观念的限制，他的理论并未得到广泛接受。他愤怒地向反对他的先锋人物——当时权威的产科医生西保特、斯哈佐尼、斯帕士送去公开信，然而，未得到这些权威专家的任何回应。许多人视他为疯子。十几年间，塞麦尔维斯不停地奔走呼吁，发表一封又一封公开信，却没能改变现实，人们认为他精神错乱，1865 年他被朋友们骗进了疯人院。朋友们溜走后，他被强行监禁起来，用拘束衣捆住，投进一间黑屋，两星期后，1865 年 8 月 14 日，年仅 47 岁的他英年早逝。

19 世纪末至 20 世纪初，随着微生物学的发展以及无菌技术的逐渐成熟，外科洗手开始得到广泛推广和应用。医生们开始意识到，手术前的手部清洁消毒是预防手术感染的关键步骤之一。在这一时期，各种外科洗手方法和消毒剂逐渐被开发和应用，如肥皂水洗手、碘酒消毒等。

20 世纪中期以来，随着医疗技术的不断进步和医院感染控制意识的提高，外科洗手开始逐渐走向标准化和规范化。各国纷纷制定了外科洗手的相关标准和指南，明确了外科洗手的指征、方法、时间和消毒剂的选择等要求。这些标准和指南的制定和实施，为外科洗手提供了科学依据和操作规范，有效降低了手术感染的发生率。进入 21 世纪，外科洗手技术继续不断发展。随着新型消毒剂的出现和洗手设备的改进，外科洗手的效果和效率得到了进一步提升。同时，外科洗手的教育和培训也得到了加重视，医生们通过不断学习和实践，提高了对外科洗手重要性的认识和操作技能。

19 世纪 90 年代，外科手套诞生，在之前的外科手术过程中，医生和护士的手部常常直接接触患者的伤口和血液。由于当时对手术感染的认识有限，以及缺乏有效的防护措施，手术感染率居高不下。这不仅增加了患者的痛苦和死亡风险，也制约了外科手术的发展。1889 年，美国约翰·霍普金斯医院的外科教授威廉·霍尔斯特德（William Halsted）注意到了手术室护士长卡罗琳·汉普顿（Caroline Hampton）因手部经常接触消毒液（当时消毒剂中含有氯化汞和石炭酸溶液）而导致的皮肤过敏、发炎问题。为了保护卡罗琳免受消毒液的伤害，霍尔斯特德决定为她定制一种能够隔绝消毒液的手部防护用品。霍尔斯特德找到了当时的橡胶巨头固特异橡胶公司，委托他们为卡罗琳定制了一双薄款橡胶手套。这双手套不仅有效地隔绝了消毒液对手部的伤害，还意外地成了历史上第一副手术手套。霍尔斯特德的这一举动不仅体现了对卡罗琳的人文关怀，也开创了手术手套在医疗领域应用的先河。自霍尔斯特德为卡罗琳定制手术手套之后，手术手套逐渐在医疗领域得到了应用和推广。

早期的手术手套多为乳胶手套，它们取材于天然乳胶，具有柔软、有弹性的特点。然而，乳胶手套也存在容易粘连、不易穿戴等问题。为了解决这些问题，生产商们开始探索各种改进方法，如添加粉末润滑剂等。随着医学的进步和手术感染控制意识的提高，各国政府和相关机构开始加强对手术手套等医疗器械的监管。例如，美国食品药品监督管理局（FDA）在 2016 年最终决定禁止在医疗活动中使用有粉手套，以避免粉末掉落机体引起的不良反应。这一法规的出台推动了手术手套行业的变革，无粉手套逐渐成为市场的主流。现代手术手套不仅具有优异的防护性能，还注重舒适性和便捷性。它们通常采用高质量的材料制成，如丁腈橡胶、乳胶等，以提供更好的防护效果和手感。同时，手套的尺寸和形状也经过精心设计，符合人体工程学原理，提高了穿戴的舒适性和便捷性。此外，现代手术手套还具备防滑、防刺穿等功能，以满足不同手术场景的需求。

1899 年，外科口罩诞生。在 19 世纪末，医学界逐渐认识到手术过程中空气传播病菌的重要性。1895 年，德国病理学专家米库里兹·莱德奇（Mikulicz Radecki）发现空气传播病原体会使手术伤口感染，从而认为人们讲话的带菌唾液也会导致伤口恶化。于是，他建议医生和护士在手术时戴上一种能掩住口鼻的罩具，以减少患者的伤口感染概率。这一建议为外科口罩的发明奠定了基础。莱德奇推广的口罩最初只是一层包裹在外科医生嘴巴、鼻子和胡子上的纱布，虽然有效降低了伤口感染率，但存在舒适性和实用性方面的问题，如呼吸不畅、容易被唾液打湿等。为了改进这些问题，1897 年，英国的一位外科医生在纱布内装了一个细铁丝的支架，使纱布与口鼻间留有间隙，从而克服了呼吸不畅的弱点。1899 年，法国医生保罗·伯蒂（Paul Berti）对口罩进行了进一步的改良。他制作了一种六层纱布的口罩，并将其缝在手术衣的衣领上。使用时，只需要将衣领翻上即可。后来，这种口罩逐渐演化成可以自由系结的形式，用一个环形带子挂在耳朵上。这种设计使得口罩更加实用和舒适，也标志着现代外科口罩的诞生。

随着医学界对手术感染控制认识的加深以及无菌技术的逐步完善，外科口罩在手术中的应用越来越广泛。特别是在 20 世纪初，随着麻醉学和外科手术的快速发展，外科口罩成为手术室中不可或缺的一部分。在第一次世界大战期间的西班牙流感大流行中，外科口罩也被广泛应用于公众防护领域。进入 20 世纪后期，随着科技的进步和医疗需求的不断提高，外科口罩的材料、设计和功能也得到了不断改进。现代外科口罩通常采用无纺布等材料制成，具有更好的过滤效果和透气性。同时，一些新型外科口罩还配备了防溅血、防雾等功能，以满足不同手术场景的需求。近年来，在全球疫情防控中，外科口罩发挥了重要作用。它们不仅被广泛应用于医疗领域，还被推荐为公众防护的重要措施之一。外科口罩的有效使用对于减少呼吸道传染病的传播具有重要意义。

1898 年，医学界开始使用手术衣。在 19 世纪中期及以前，外科手术条件极为简陋，手术过程缺乏任何有效的防护措施。手术服装往往就是医生或护士的日常穿着，这些衣物在手术过程中极易被血液和体液污染，成为传播病原体的媒介。随着医疗实践经验的积累，人们开始意识到手术过程中减少感染的重要性，但此时尚未形成专门的手术衣概念。19 世纪末，随着微生物学的发展，人们开始逐渐认识到手术过程中感染控制的重要性。英国医生约瑟夫·李斯特（Joseph Lister）提出了"抗菌手术"的概念，并推广了手术器械和手术室的消毒方法。为了配合这些消毒措施，医护人员开始穿着经过消毒的白色棉布衣物进行手术操作，这可以视为手术衣的雏形。

20 世纪初，随着纺织技术和材料科学的发展，手术衣的材料逐渐得到了改进。人们开始尝试使用更加紧密编织的棉布或其他纤维材料来制作手术衣，以提高其防护性能。此外，一些具有防水、防渗透功能的材料也被引入手术衣的制作中。然而，这些材料往往存在透气性差、穿着不舒适等问题。

20 世纪 50 年代，随着无纺布产业的发展，非织造布料的一次性手术衣迅速兴起。这种手术衣以其优良的防护性能、材料强度和一次性使用的特点，逐渐取代了传统的可重复使用的手术衣。一次性手术衣的使用不仅简化了手术室的消毒流程，还大大降低了交叉感染的风险。随着医疗技术的不断进步和手术感染控制要求的提高，人们对手术衣的性能提出了更高的要求。为了满足这些要求，复合材料手术衣应运而生。这种手术衣采用多种材料复合而成，具有优良的防渗透、防液体穿透性能，同时保持了良好的透气性和舒适性。复合材料手术衣的出现，标志着手术衣技术达到了一个新的高度。

进入21世纪，随着科技的不断进步，手术衣也在向现代化和智能化方向发展。一些新型手术衣采用了智能材料和技术，如温度调节、湿度控制、抗菌防臭等，为医护人员提供了更加舒适、安全的手术环境。此外，一些手术衣还集成了传感器和监测设备，可以实时监测医护人员的生理指标和手术环境参数，为手术过程的安全性和有效性提供了有力保障。手术衣的颜色也经历了从白色到绿色或蓝色的演变过程。最初，手术衣多为白色棉布制成，但白色在明亮的手术室灯光下容易反光刺眼，影响手术效率。后来，人们发现绿色或蓝色可以减轻医护人员的视觉疲劳和紧张情绪，提高手术效率和质量。因此，现代手术衣多采用绿色或蓝色作为主色调。

为了确保手术衣的质量和安全性能，各国政府和相关机构开始加强对手术衣的监管。通过制定相关标准和规范，对手术衣的材质、设计、生产工艺和检测方法等方面进行了详细规定。这些标准和规范的实施，不仅提高了手术衣的质量和安全性能，还促进了手术衣行业的健康发展。

麻醉学、蒸汽灭菌法的诞生，外科洗手法的推广，外科手套、口罩的发明，外科手术衣的不断改进，都间接推动了这一时期手术室的不断发展，至今均已有100年以上的历史。

二、第二代分散型手术室：特点与局限性

分散型手术室是专门建造的、非封闭建筑的手术室，有供暖、通风措施，使用了消毒灭菌技术，使手术感染率明显下降。1937年，召开了法国巴黎万国博览会，现代模式的手术室在那个时期正式创立。

在19世纪中期以前，外科手术条件相对简陋，手术过程缺乏系统的组织和规范。随着麻醉技术、消毒技术和手术器械的不断发展，外科手术逐渐走向规范化和标准化。然而，由于不同科室的手术需求各异，且当时的医疗资源相对有限，因此各诊疗科室纷纷建立自己的手术室，以满足各自的手术需求。

分散型手术室，又称为分散型手术间或分散型手术单元，是指医院内各诊疗科室根据自身需要建立的独立手术室。这些手术室通常分布在医院的各个楼层或不同区域，每个科室都有自己的手术团队和手术设备。

分散型手术室的特点包括：

（1）专科化：每个手术室都针对特定的科室和手术类型进行设计，以满足该科室的手术需求。

（2）独立性强：每个手术室都具备独立的手术设备和人员配置，可以独立完成手术操作。

（3）灵活性高：由于手术室分布广泛，医院可以根据手术需求和医疗资源情况进行灵活调度和安排。

分散型手术室的诞生标志着近代手术学的发展和医疗技术的进步。它使得外科手术更加专业化、规范化和标准化，提高了手术的成功率和安全性。同时，分散型手术室也促进了各科室之间的交流与合作，推动了医疗技术的不断创新和发展。尽管分散型手术室在医疗技术进步的过程中发挥了重要作用，但它也存在一些局限性。例如，手术室分散分布可能导致医疗资源的浪费和手术效率的降低；同时，不同科室之间的手术设备和人员配置可能存在差异，影响了手术质量的统一性和标准化。

分散型手术室的诞生是近代手术学发展和医疗技术进步的必然结果，它在一定程度上推动了医疗技术的创新和发展。然而，随着医疗资源的优化配置和手术效率的提高，集中型手术室逐渐成为手术室建设的主流方向。

三、第三代集中型手术室：优势与普及

为了解决分散型手术室的弊端，提高手术室的资源利用效率、手术环境控制能力和手术安全性，集中型手术室应运而生。集中型手术室是指将多个手术室及其辅助空间集中设置在一个相对独立的手术部内，形成一个完整的手术区域，具有建筑分区保护的、密闭的空调手术室。集中型手术室的手术环境得到了有效改善，术后感染率在各种措施控制下稳步降低。在 1937 年召开的法国巴黎万国博览会上，现代模式的手术室正式创立。这一事件标志着集中型手术室的概念开始被广泛接受和推广。现代模式的手术室强调手术环境的控制、手术设备的标准化以及手术流程的规范化，为集中型手术室的发展奠定了基础。

集中型手术室具有以下特点和优势：

（1）资源利用效率高：通过集中设置手术室及其辅助空间，可以充分利用手术室资源，提高手术室的利用效率。

（2）手术环境控制能力强：集中型手术室采用先进的空气净化、温湿度控制等技术手段，可以创造更加洁净、舒适的手术环境，降低手术感染风险。

（3）管理规范化：集中型手术室采用统一的管理标准和流程，可以提高手术室的管理效率和质量，确保手术过程的安全性和有效性。

1955 年，日本东京大学集中型中心手术部正式开设，拉开了日本集中型手术室的帷幕，这是集中型手术室建设的一个重要里程碑，它展示了集中型手术室在资源利用、手术环境控制以及管理规范化方

面的优势。这一事件推动了集中型手术室在日本以及全球范围内的普及和发展。

1963年，中央供应型手术室平面布局在美国诞生。美国首创了中央供应型手术室平面布局，这种布局模式强调手术室的集中化和标准化管理，通过中央供应系统实现手术器械、药品等物资的集中管理和快速配送。这一创新提高了手术室的运营效率，降低了感染风险，为集中型手术室的发展提供了新的思路。

1966年，世界上第一间层流洁净手术室在美国的巴顿纪念医院设立。层流洁净手术室采用先进的空气净化技术，能够持续提供高洁净度的手术环境，大大降低手术感染率。这一事件标志着集中型手术室在手术环境控制方面取得了重大突破。

1969年，英国卫生部推荐的手术室平面布局，就是今天被广泛使用的污物回收型手术室的雏形，是手术室发展的转折点，不再单纯依赖消毒方式除去室内细菌、灰尘等，而是采用最新的净化技术，过滤空气，除去污染物。通过有效的污物回收和处理系统，确保手术室的洁净度和安全性，为集中型手术室的设计和建设提供了重要的指导原则。

随着医疗技术的不断进步和医院管理的日益规范化，集中型手术室的建设也在不断发展。现代集中型手术室不仅注重手术环境的控制和管理，还注重手术设备的现代化、智能化和人性化设计。同时，随着远程医疗、虚拟现实等技术的不断发展，集中型手术室也将迎来更加广阔的发展前景。随着医疗技术的不断进步和医院管理的日益规范化，集中型手术室的建设逐渐成为医院建设的重要组成部分。

四、第四代洁净手术室：技术革新与未来展望

随着发达国家的医院感染管理工作的迅速发展，手术室作为医院感染管理的重点引起了院方重视，要求医务人员提高技术水平，组织合理的工艺流程及严格的消毒程序。虽然对手术前的室内空气、各种

11

物品表面进行了通风和擦拭，并且对各类手术器械进行了严格的消毒灭菌，但由于细菌附着在空气尘埃上，很难被杀灭，因此想要控制外源性的感染就很困难。洁净手术室内的环境，是采用现代空气洁净技术，组织科学的气流形式，对手术室内的空气进行循环过滤，除去空气中的微生物和尘埃，为手术室提供洁净的环境。

洁净手术室的概念起源于20世纪50年代，当时美国在战争中发现大量电子仪器因灰尘而失灵，这促使了空气洁净技术的起步，特别是高效过滤器的诞生。随着宇航事业、集成电路、药品生产等产业的发展，空气洁净技术不断更新。20世纪60年代，空气洁净技术开始引入医疗设施建设领域，以控制手术过程中的感染风险。

洁净手术室的设立，标志着洁净手术室技术的初步应用。洁净手术室采用现代空气洁净技术，通过科学的气流形式和空气置换原理，有效地对送入手术室内的空气进行多层过滤，除去空气中的尘埃和微生物，从而确保手术室的空气达到无尘无菌的状态。

20世纪80年代，利用空气洁净技术建设医疗洁净室已经成为欧美国家医院建设的标准与规范。这一时期，洁净手术室在降低医院感染方面取得了显著效果，受到了医院及社会各界的高度重视。随着医疗技术的进步和感染控制理念的深化，洁净手术室在全球范围内得到了广泛推广和普及。

随着洁净手术室的发展，各国政府和相关机构开始加强对洁净手术室的监管。通过制定相关标准和规范，对洁净手术室的设计、建设、运行和管理等方面进行了详细规定。这些标准和规范的实施，提高了洁净手术室的质量和安全性能，推动了洁净手术室行业的健康发展。

近年来，随着材料科学、自动化控制、智能监测等技术的不断发展，洁净手术室技术也在不断创新和升级。例如，采用新型过滤材料提高过滤效率，采用智能监测系统实时监测手术室内的空气质量，采用自动化控制系统实现手术室的智能化管理等。这些技术创新和升级进一步提高了洁净手术室的质量和安全性能，为医护人员和患者提供了更加安全、舒适的手术环境。

　　现代空气洁净技术的使用明显降低了术后感染率，维护和操作简便，消毒灭菌时间较短，提高了手术室利用率，是手术室消毒灭菌技术的一次革新，是手术室发展过程中的一次重大进步。现阶段，手术室设计和管理的重要理念是如何对医护人员及患者实施更加有效的防护，这也就是理想中的"绿色手术室"。

　　未来，洁净手术室将继续向数字化、网络化、智能化方向发展。通过整合数字化和信息化设备，洁净手术室将提供更加准确、安全、高效的手术环境。同时，随着纳米技术和微电子技术的发展，洁净手术室的应用范围也将不断扩大，为更多领域的医疗活动提供有力支持，使更多的患者受益。

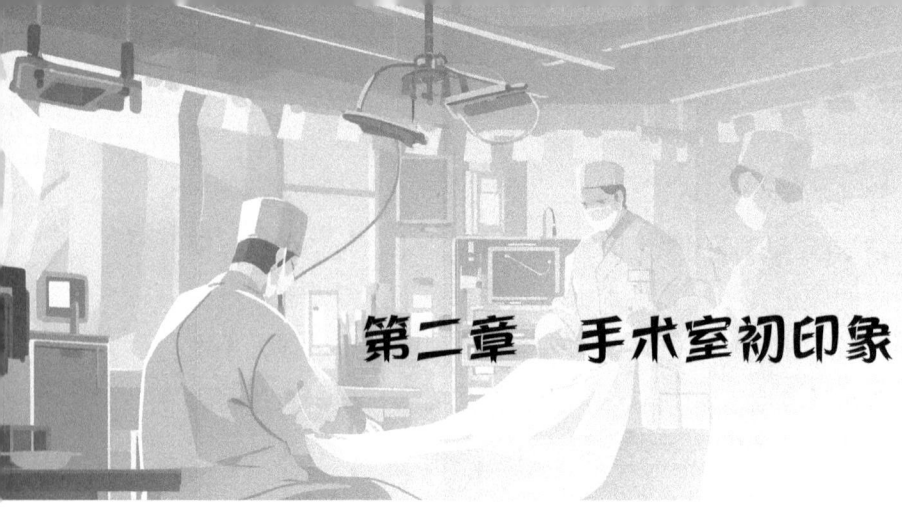

第二章　手术室初印象

手术室是为患者创造安全、无菌的手术环境，保障手术过程顺利进行的重要区域，同时也是医院执行紧急抢救和治疗的重要部门。

一、手术室的选址

（一）选址基本原则

1. 安静、清洁

手术室应设在安静、清洁的环境中，以减少外界的噪声和污染的影响。

2. 便于联络

手术室的位置应便于与相关科室（如手术科室、血库、影像诊断科、实验诊断科、病理诊断科等）进行联络，以确保手术过程中的物资供应和信息交流顺畅。

3. 远离污染源

手术室应远离锅炉房、修理室、污水污物处理站等污染源，以避免污染和噪声对手术的影响。

4. 综合考虑医院布局

在选择手术室的位置时，应综合考虑医院的整体布局和相关科室的位置关系，确保手术室的洁净度、安全性和联络效率。

5. 遵循相关规范标准

手术室的位置选择应遵循国家和地方的相关规范标准，确保手术室的建筑设计和设施配备符合医疗要求。

6. 考虑未来发展需求

在选择手术室的位置时，还应考虑医院未来的发展需求，如手术量的增加、新科室的设立等，以便为医院的未来发展留下足够的空间。

（二）不同建筑类型医院手术室位置的选择

1. 低层建筑为主的医院

手术室应选择在侧翼，以减少外界噪声和污染的干扰。

2. 高层建筑为主体的医院

手术室宜选择主楼的中间层。这样既可以保证手术室的洁净度，又可以方便与其他科室进行联络。

（三）手术室位置选择的具体考量

1. 朝向与通风

手术室的朝向应避开风口，以减少室内尘埃密度和空气污染。同时，手术室应避免阳光直接照射，以免影响手术灯光的效果。

2. 出入路线设计

手术室应设三条出入路线，分别是工作人员出入路线、患者出入路线和器械敷料等循环供应路线。这些路线应尽量做到隔离，避免交叉感染。

3. 设备层与管线布置

手术室设备层通常邻近手术室，在手术室上层或在下层，主要是考虑节能和管线布置的便捷性。手术室的电源、水源、气体管线等应尽量集中在墙内或设备层内，以减少外界的干扰。

二、手术室的分区

（一）限制区

限制区是为维持手术区域较高的环境卫生洁净程度，对人流、物流的进入进行严格限制的区域，包括手术间、刷手区和无菌物品存放间等。

1.限制区的功能

手术室限制区是手术室中清洁度要求最高的区域，其主要功能是为手术提供一个高度洁净的环境。这一区域通常包括手术间、刷手区、无菌物品存放间等关键区域，确保手术过程中的无菌操作，减少手术感染的风险。

（1）手术间：限制区的核心区域，用于进行各类手术操作。手术间内配备了高效的空气净化系统、温湿度控制系统等，以确保手术环境的洁净和舒适。

（2）刷手区：医护人员在手术前进行手部清洁和消毒的区域，以减少手部携带的细菌数量，降低手术感染的风险。

（3）无菌物品存放间：用于存放手术所需的无菌物品，如手术器械、敷料、药品等，确保手术过程中使用的物品都是无菌的。

2.限制区的重要性

（1）降低感染风险：为手术提供一个相对无菌的环境。通过空气净化系统过滤空气中的尘埃和微生物，减少手术切口感染的风险。例如，在进行心脏、脑部等复杂且易感染的手术时，洁净区能有效阻挡外界细菌、病毒等病原体进入手术区域。其高效过滤器可以过滤掉 $0.3\,\mu m$ 以上的微粒，对于细菌的过滤效率可达到 99.97% 以上，大大降低手术感染率。

控制手术室内的微生物菌落数。根据不同的洁净级别（如百级、千级、万级等），严格限制每立方米空气中的微生物数量。这就像是为手术区域构筑了一道看不见的防护墙，让手术在一个"干净"的空间内进行。

（2）保障手术顺利进行：维持稳定的温湿度环境。一般将温度保持在 21℃~25℃，相对湿度保持在 30%~60%。合适的温湿度有助于维持患者的生理状态稳定，特别是在长时间手术过程中，避免患者因温度过低而出现低体温症，或者因湿度过高导致细菌滋生等情况。

（3）保护医护人员健康：洁净区的空气净化系统可以过滤有害气体和化学物质。在手术过程中，会使用各种消毒剂、麻醉气体等，如果这些物质在空气中浓度过高，会对医护人员的健康造成危害。净化系统能够及时将这些有害气体排出，或者将其浓度降低到安全范围内，减少医护人员长期暴露在有害环境中的风险。

减少医护人员在手术过程中受到外界污染的干扰。医护人员在洁净区内身着无菌手术衣，在相对洁净的环境中工作，降低了他们自身被污染的可能性，同时也避免将外界的病原体带入手术区域而影响患者和其他医护人员。

（4）体现医院现代化水平和医疗质量管理水平：洁净手术室是医院现代化水平和医疗质量管理水平的重要体现。建设和管理好洁净手术室，展示了医院在医疗设施、技术和管理等方面的先进性和专业性，有助于提升医院的整体形象和竞争力，吸引更多患者前来就医。

（二）半限制区

半限制区是为维持手术区域一定的环境卫生洁净程度，对人流、物流进行限制的区域，包括术前准备间、器械间和麻醉恢复间等。

1.半限制区的功能

（1）人员过渡区域：半限制区是手术室内非限制区和限制区之间的过渡地带。医护人员在这里完成从非限制区进入限制区前的准备工作。例如，医护人员进入更衣室之后要换拖鞋，然后换衣服、戴口罩和帽子。这一过程有助于减少外部的污染物被带入限制区，从而降低手术感染的风险。

（2）术前准备：术前患者准备包括核对患者信息、测量生命体征、为患者更换手术衣、建立静脉通道等基本操作，确保患者在进入限制区前做好充分的术前准备，以最佳状态接受手术。

（3）麻醉准备：在这里，麻醉医生可以为患者进行术前的麻醉评估和准备工作，为患者进行麻醉诱导、气管插管等操作，配备齐全的麻醉设备和药品，同时对患者的生命体征进行监测和调控，保障麻醉过程的安全和顺利。

（4）术后处理：患者初步复苏，部分手术后的患者会先在半限制区的复苏室进行初步的复苏和观察，待患者生命体征平稳后再送回病房或重症监护室，在此期间医护人员会密切监测患者的生命体征、意识状态等。

（5）器械物品初步处理：对使用过的手术器械和物品进行初步的分类、清洗和消毒处理，防止交叉感染，为后续的进一步处理做好准备。

2. 半限制区的重要性

（1）防止交叉污染：传统的手术室管理中，人员在半限制区和限制区往返走动可能导致交叉感染。采取增加换鞋次数等措施，能有效地提高半限制区和限制区地面的洁净度，加强对手术室内医院感染的管理力度。

（2）保障手术安全：半限制区的合理设置和管理有助于保障手术的安全进行。手术过程中严格执行无菌操作，而半限制区作为过渡区域，对维护整个手术室的无菌环境起着关键作用。例如，日常在使用无菌物品和器械包时，需要检查包装的完整性、有没有潮湿的情况以及灭菌的日期。这些无菌物品和器械在进入限制区前，可能会在半限制区进行短暂的存放和检查，以确保其符合手术要求。

（3）提高工作效率：手术标本的合理管理以及麻醉准备室的设置等，都有助于提高手术的整体工作效率。手术标本在半限制区的存放和交接，虽然可能存在一些等待时间，但通过合理的管理和流程优化，可以减少不必要的时间浪费。麻醉准备室在半限制区的设置，使得麻醉医生可以提前为患者做好准备，与手术团队更好地配合，提高手术的流畅性。

（三）非限制区

无特殊洁净度要求的工作区域，包括办公区、休息区、更衣区和患者准备区（间）等。

1. 非限制区的功能

（1）废弃物处理：它是集中收集、分类存放和初步处理手术过程中产生的各类废弃物的区域，如使用过的手术器械、敷料、一次性医疗用品、患者的体液、患者切除的组织等，避免废弃物在手术室其他区域随意丢弃而造成污染和交叉感染。

（2）器械清洗消毒：对使用过的可重复使用的手术器械进行初步清洗、消毒，去除器械表面的血迹、组织碎片和微生物，为后续的进一步清洗、灭菌处理做好准备，以确保器械的清洁和无菌，保障下次手术的安全使用。

（3）医护人员清洁及防护用品更换：医护人员在手术结束后，可在此区域脱下被污染的手术衣、手套、口罩等防护用品，并进行个人清洁，如洗手、消毒等，减少将污染物带出手术室的风险，保护医护人员自身健康和手术室外部环境的安全。

2. 非限制区的重要性

（1）控制感染：将手术过程中产生的污染物和可能携带病原体的废弃物集中在污染区进行处理，能有效防止病原体在手术室其他区域的传播和扩散，降低手术患者和医护人员发生感染的风险，是保障手术安全和医疗质量的重要环节。

（2）优化手术流程：为医护人员提供了一个专门的区域进行手术后的清理和准备工作，使手术流程更加顺畅和高效。医护人员可以在污染区及时处理废弃物和清洗器械，避免在清洁区或无菌区进行这些可能带来污染的操作，从而保证清洁区和无菌区的环境不受污染，有利于手术的顺利进行和提高手术效率。

（3）保护环境：对医疗废弃物进行分类收集、存放和妥善处理，有助于减少对环境的污染。通过正确的处理方法，如对有害废物进行专门的无害化处理、对可回收利用的物品进行合理回收等，可以降低医疗废弃物对土壤、水源和空气等环境要素的不良影响，符合环境保护的要求。

（4）人员安全保障：为医护人员提供了一个相对独立的空间进行清洁和更换防护用品，避免他们在接触污染物品后将病原体传播到手术室的其他区域或自身受到感染，保障了医护人员的职业安全和身体健康。同时，也提醒医护人员在离开污染区前做好个人清洁和防护措施，增强他们的感染防控意识。

三、手术室环境布局关键要素

（一）关键要素

1. 功能区划分明确

手术室应根据功能需求划分为不同的区域，如准备区、无菌区、污染区等。每个区域都有明确的标识和规定，以确保手术过程中的物品和人员流动不会交叉感染。

2. 高效的物流通道

手术室内应设有便捷的物流通道，以便于手术器械、药品和其他必需品的快速传递。通道设计应避免干扰手术流程，确保手术团队成员之间的顺畅沟通。

3. 先进的设备配置

手术室应配备先进的医疗设备和仪器，以满足各种复杂手术的需求。设备的布局应考虑到操作的便捷性和安全性，同时保证设备的维护和更新。

4. 舒适的照明与通风系统

良好的照明系统对于手术过程中的精准操作至关重要，应确保手术区域有充足的无影照明。同时，高效的通风系统能够维持手术室内的空气质量和温度，为患者和医护人员提供一个舒适的工作环境。

5. 安全的紧急出口

手术室应设有明确标识的紧急出口，并确保在紧急情况下能够迅速疏散人员。此外，还应配备必要的安全设备，如自动除颤仪、急救药品等，以应对可能发生的紧急情况。

通过精心设计和布局，手术室能够为医护人员提供一个高效、安全的工作环境，同时也能为患者提供最佳的治疗条件。手术室的医护人员在这样的环境中，能够更好地发挥他们的专业技能，确保手术的成功和患者的安全。手术室环境布局的合理性不仅关乎手术的顺利进行，更体现了医院对医疗质量和患者安全的高度重视。

6. 严格的清洁与消毒流程

手术室作为高度无菌的环境，其清洁与消毒工作至关重要。布局时应考虑到清洁人员的操作流程，确保每个角落都能得到有效清洁。同时，应设置专门的污物处理区，避免污染物与无菌物品交叉感染。

7. 人性化的设计元素

手术室的设计还应考虑到医护人员的工作体验和舒适度。例如，可以合理设置休息区、饮水区等，以便医护人员在紧张的手术过程中能够得到适当的休息和补充能量。此外，手术室的色彩搭配和光线设计也应注重营造温馨、舒适的工作氛围。

8. 灵活的布局调整能力

随着医疗技术的不断进步和手术方法的不断创新，手术室的功能需求也在不断变化。因此，在设计手术室环境布局时，应考虑到布局的灵活性和可调整性，以便根据实际需求进行快速调整和优化。

9. 高效的通信与监控系统

为了确保手术过程中的信息传递和团队协作，手术室应配备高效的通信设备和监控系统。这不仅有助于医护人员之间的实时沟通，还能提高手术过程中的安全性和效率。

10. 注重患者体验

手术室的设计还应考虑到患者的需求和体验。例如，可以设置舒适的手术床、温馨的照明和背景音乐等，以缓解患者的紧张情绪和恐惧心理。同时，医护人员也应注重与患者的沟通和交流，提供必要的心理支持和安慰。

综上所述，手术室环境布局的设计是一个复杂而细致的过程，需要考虑到多个方面的因素。通过科学合理的布局设计，可以为医护人员提供一个高效、安全、舒适的工作环境，同时也可以为患者提供最佳的治疗条件和体验。

（二）实践要求点

在手术室环境布局的实际操作中，还需要注重以下几个实践要点，以确保布局的合理性和实用性。

1. 细致的空间规划

手术室的空间规划应充分考虑手术团队的操作空间、设备的摆放位置以及患者的舒适度。要确保手术过程中有足够的空间供医护人员移动和操作，同时也要保证患者的体位舒适，便于手术操作。

2. 设备设施的兼容性

在选择和布局手术室设备时，应确保设备之间的兼容性。例如，手术床、无影灯、监护仪等设备应能够相互协调，不影响彼此的功能发挥。同时，设备的摆放位置也要考虑到医护人员的操作习惯和具体的手术流程。

3. 灵活的电源与网络布局

手术室内的电源和网络布局应满足手术团队对电力和网络的需求。电源插座和网络接口应设置在方便医护人员使用的位置，并留有足够的备用插座和接口，以适应未来可能增加的设备需求。

4. 严格的感染控制

手术室是医院感染控制的重要区域。在布局时，应设置专门的感染控制区域，如洗手池、更衣室等，并确保这些区域与手术区域之间的流线清晰、不交叉。同时，应加强对手术室空气、物体表面和医护人员手部的监测和消毒工作。

5. 智能化的管理系统

随着科技的发展，智能化的管理系统在手术室中的应用越来越广泛。通过引入智能化的手术室管理系统，可以实现对手术室环境、设备、医护人员等的全面监控和管理，提高手术室的运行效率和安全性。

6.持续的质量改进

手术室环境布局的设计是一个持续改进的过程。医院应定期对手术室布局进行评估和调整，根据医护人员的反馈和手术技术的发展趋势，不断优化布局设计，提高手术室的整体效能。

7.定期评估与反馈

建立手术室环境布局的定期评估机制，邀请医护人员、患者家属以及相关专家共同参与评估。通过收集各方反馈，及时发现布局中存在的问题和不足，为后续的优化提供有力依据。

8.技术更新与迭代

随着医疗技术的不断进步，手术室所需的设备和设施也在不断更新。医院应密切关注行业动态，及时引进先进的手术技术和设备，并根据新技术和新设备的特点，对手术室布局进行相应调整，以确保手术室始终具备最优的效能。

四、手术室常见的医疗设备

（一）手术床

1.基本功能

手术床是一种医疗设备，用于在手术过程中支撑和固定患者，使医生能够方便地进行手术操作。手术床通常由床体、床面、床垫、床架、驱动系统和控制系统等组成。手术床的床面可以根据手术需要进行调节，例如调节床面的高度、角度、前后位置等。床垫则用于支撑患者，确保患者在手术过程中保持舒适和稳定。床架用于支撑床面和床垫，同时也可以作为手术器械的支撑架。驱动系统则用于控制床面的运动，使床面能够快速、准确地移动到所需的位置。控制系统则用于控制手术床的各项功能，例如调节床面高度、角度等。

2.基本结构

（1）床体框架：通常由坚固的金属材料如不锈钢或铝合金制成，是手术床的基础结构，确保足够的稳定性和承重能力。

（2）床面板：由多块可调节的板块组成，可以根据手术需要调整不同的角度和位置。

（3）升降系统： 允许手术床在垂直方向上升降，以适应不同身高的手术人员和手术需求，可手动或电动操作。

（4）倾斜系统：使床面板在水平方向上能进行前后倾斜以及侧向倾斜，以适应不同的手术体位。

（5）旋转系统：部分高级手术床配备，允许床体在水平面上旋转，便于手术人员更好地接近手术区域。

（6）固定装置：如刹车轮和锁定部件，确保手术过程中床体的稳定性。

3. 使用注意事项

（1）操作前：检查手术床的电源连接、控制按钮和安全装置是否正常；清洁和消毒手术床，确保无菌环境。

（2）患者安置：将患者平稳转移到手术床上，根据手术需要调整手术床高度和角度，使患者处于合适的手术体位，并使用固定带或其他固定装置将患者的身体固定。

（3）手术过程中：根据需要调整手术床位置和角度，提供最佳手术视野和操作空间；操作时应缓慢进行角度调整，避免突然动作导致患者不适。

（4）术后：将手术床恢复到初始位置，解开固定装置，平稳转移患者；对手术床进行清洁和消毒，为下一次使用做好准备。

（二）手术无影灯

1. 概述

手术无影灯，简称无影灯（shadowless lamp），是专为手术室设计的专业照明设备，能消除手术区域阴影，确保手术视野明亮且无遮挡，提高手术精准度和安全性，是现代手术室不可或缺的重要设备。按照无影灯所使用的光源，可分为孔式无影灯（白炽灯）、整体反射无影灯（卤钨灯、气体放电灯）和 LED 无影灯三代；按照反射原理，可分为多孔型无影灯和单孔型整体反射式无影灯；按照是否可移动，分为吊臂固定式无影灯和移动式无影灯。

无影灯在临床上主要用来照明手术部位，以最佳地观察处于切口和体腔中不同深度的、小的、对比度低的物体。它能够尽量消除阴影，并能将色彩失真降到最低程度。无影灯适用于几乎所有手术，除外管道内照明，如食管、气管、胆管等，尤其能为精细手术和深部手术提供极大的方便。

2. 工作原理

手术无影灯利用多点光源效应的原理来减弱并消除手术区域的阴影。当多个光源照射一个物体时，即使有些光源的光线被物体遮挡而无法照到接收面产生阴影，其他光源的光线也会从另一个角度照射到这个阴影区域，从而减弱并消除这个区域的阴影，最终形成无影区。

3. 结构与特点

（1）结构：手术无影灯一般由多个灯头组成，这些灯头固定在悬臂上，能做垂直或循环移动。悬臂通常连接在固定的结合器上，并能围着它旋转。无影灯还采用可消毒的手柄或设消毒的箍（曲轨）作灵活定位，并具有自动刹车和停止功能以操纵其定位。

（2）特点：无影、冷光，可确保手术区域无阴影，同时减少热辐射对患者和医护人员的影响。

（3）结构轻巧且调节范围广：方便医护人员根据手术需求随意调节灯光的角度和高度。

（4）稳定性好：确保手术过程中灯光不晃动，不影响手术视野。

（5）光线色彩逼真：接近自然光，使人容易辨别出组织的最细微差异，同时减少手术人员的眼睛疲劳。

4. 操作与维护

（1）操作：使用前检查无影灯外观及各关节臂，确认功能是否正常。

（2）开启顺序：打开电源总开关→手术灯开关→调节光亮度。关闭顺序相反。根据手术需求，调节无影灯的悬臂和灯头，确保灯光能够准确照射到手术区域。

（3）维护：每日启用前或每台手术结束后用清水或弱碱性溶剂清洁无影灯表面。

（4）发生血液、体液的污染时：遵循先清洁后消毒的原则，选用中性消毒剂。定期检查无影灯主体、各功能键及关节松动情况，以及阻尼情况，避免灯头、灯臂漂移。

（三）麻醉机

1. 概述

麻醉机通过机械回路将麻醉药送入患者的肺泡，形成麻醉药气体分压，弥散到血液后，对中枢神经系统直接发生抑制作用，从而产生全身麻醉的效果。麻醉机按照不同标准可以分为多种类型：

按功能和结构分为：全能型麻醉机、普及型麻醉机和轻便型麻醉机。

按呼吸机类型分为：气动气控麻醉机、气动电控麻醉机、电动电控麻醉机。

按流量分为：高流量麻醉机和低流量麻醉机。

按患者年龄分为：成人用麻醉机、小儿用麻醉机和成人小儿兼用麻醉机。

此外，还有空气麻醉机、直流式麻醉机、循环紧闭式麻醉机等类型。

2. 结构组成

（1）气体供应输送系统：包括压缩气筒（或中心气源）、单向阀、溢流阀、过滤器、压力表、气体压力调压器、流量计和笑气－氧气（N_2O-O_2）比例互锁控制装置等，确保提供稳定、准确的气体流量和压力，并保证输出的麻醉气体氧浓度水平不低于25%。

（2）麻醉气体挥发罐：又名麻醉蒸发器，是麻醉机的重要组成部分，其质量关系到吸入麻醉的效果与成败。它的基本原理是利用周围环境的温度和热源的变化，把麻醉药物变成蒸发气体，通过一定量的载气，其中一部分气体携走饱和的麻醉气体，成为有一定浓度的麻醉蒸气的气流，直接进入麻醉回路。

（3）呼吸回路：主要由呼吸管道、二氧化碳（CO_2）吸收罐、呼吸活瓣、储气囊、面罩、机控－手控阀、排气阀、限压阀等组成，为患者输送麻醉混合气体，输回患者呼出气体，从而实现正常的 O_2 与 CO_2 气体的交换。

（4）麻醉呼吸机：已经成为麻醉机必备的组成部分，其驱动方式有气动、气动电控和电动。功能齐全且小型化，可在吸入麻醉中实现机械通气，帮助患者呼吸，保证患者的安全。

（5）安全监测系统：包括供氧不足报警、供氧不足／中断 N_2O 截止装置，以及容量和浓度监测部分和故障报警。监测部分主要有吸入氧浓度、呼出潮气量、气道压力、分钟通气量、呼气末 CO_2 浓度、麻醉气体浓度等，用微电脑处理和显示各项数据，并附有报警装置系统，以提高临床使用麻醉质量和患者的安全性。

（6）残气清除系统：收集麻醉机内多余的残气和患者呼出的废气，并通过管道将其排出手术室，以免造成手术室内的空气污染。

此外，麻醉机还可能包括减压器、折叠式风箱呼吸机、波纹管路、呼吸气单向活瓣、手动气囊、CO_2 吸收罐、储气囊、面罩、机控或手控阀等部件。

3. 工作流程

麻醉机在工作中首先把高压气体经减压阀减压，得到压力低且稳定的气体，再通过流量计、N_2O-O_2 比例互锁控制装置调节产生一定流量和比例的混合气体，进入呼吸管路；麻醉药物经挥发罐生成麻醉蒸气，并控制所需定量的麻醉蒸气进入呼吸回路，随混合气体一起输送给患者，含麻醉蒸气的混合气体被人体吸气时产生的吸气负压吸入肺部，通过血液循环输送到人体各个器官，使各器官在一定时间内暂时失去知觉和各种反射，从而达到麻醉目的。

（1）术前检查：使用前应检查麻醉机的各个部件是否正常工作，包括气体供应系统、蒸发器、呼吸回路、检测仪器等，确保无漏气、堵塞等故障，并将呼吸机参数调整至适合手术麻醉的浓度。

（2）患者连接：正确连接患者与麻醉机，确保气道通畅，避免气管导管扭曲、打折或脱落。同时，根据患者的情况选择合适的面罩或气管导管，并妥善固定。

（3）参数设置：根据患者的年龄、体重、病情和手术需求，合理设置麻醉机的通气参数，如呼吸频率、潮气量、呼吸比、吸入氧浓度等，并密切观察患者的生命体征变化，如有异常情况应及时调整参数。

（4）术中监测：在手术过程中，持续监测患者的呼吸、循环、麻醉深度等指标，及时处理各种报警信息，确保患者的安全。同时，注意观察麻醉机的工作状态，如蒸发器的药液剩余量、呼吸回路的积水情况等，及时进行处理。

（5）术后处理：手术结束后，逐渐降低麻醉药物的浓度，待患者清醒后，拔除气管导管或面罩。关闭麻醉机电源，清理麻醉机表面和呼吸回路的灰尘和污垢，进行消毒处理，以备下次使用。

（四）手术操作及止血设备

1. 手术器械

手术器械包括手术刀、剪刀、镊子、血管钳、持针钳等各种基本器械，用于手术中的切割、分离、夹持、缝合等操作。

2. 高频电刀

高频电刀用于手术中的切割和凝血，可以减少手术出血和术后感染的风险，并且能够快速切割组织，提高手术效率。

3. 超声刀

超声刀是一种高频电外科手术器械，可以用于切割、止血和分离组织，具有创伤小、出血少等优点，常用于一些微创手术。

4. 电凝器

电凝器通过电流使手术部位的小血管凝固止血，常用于辅助止血。

5. 吸引器

吸引器用于吸取手术中的血液、渗出液和其他液体，以保持手术区域的清洁和干燥，方便医生操作。

（五）心电监护仪

心电监护仪是一种以测量和控制患者生理参数，并可与已知设定值进行比较，在参数超标时发出警报的装置或系统。

1. 基本原理

心电监护仪利用先进的传感器技术来监测患者的生命体征。这些传感器将生理变化转换为电信号，经过放大器增强后，由数据分析软件进行计算、分析和编辑，最终将数据显示在屏幕上或进行记录和打印。当监控数据超出预设的安全阈值时，报警系统会自动启动，提醒医护人员及时关注患者情况。

2. 主要功能

（1）生命体征监测：可测量患者的心率、血压、血氧饱和度、呼吸频率、体温等生命体征参数，有些监护仪还能监测心电波形、心律变化等。

（2）数据记录与分析：能将监测到的各项数据实时记录下来，为医护人员提供患者病情变化的趋势分析，有助于及时发现潜在的健康问题。

（3）报警功能：当监测到的生理参数超出预设的正常范围时，监护仪会立即发出声光报警，提醒医护人员关注患者病情，以便及时采取相应的治疗措施。

3. 常见分类

按使用场景分类：

（1）床旁监护仪：通常体积较大，放置在病床边，用于对住院患者进行持续的生理参数监测。

（2）中央监护仪：由主监护仪和若干床旁监护仪组成，可同时对多个患者进行集中监护和管理，适用于医院的重症监护病房（ICU）、冠心病监护病房（CCU）等。

（3）遥测监护仪：可在一定距离内（几十米到几百米，甚至更远），通过有线或者无线的方式对患者的心电信号等生理参数进行数据采集和监护，便于患者在一定范围内自由活动时进行监测，如康复期患者在病区内活动时使用。

按功能特点分类：

（1）便携式监护仪：体积小、重量轻，便于携带，适用于患者转运过程中或在家庭、社区等场所进行短期的生理参数监测。

（2）插件式监护仪：具有可扩展性和灵活性，可根据不同的临床需求插入不同的功能模块，实现对多种生理参数的监测和分析。

（3）Holter（24h动态心电图）心电监护仪：主要用于连续记录患者24h或更长时间的心电活动情况，常用于检测心律失常等心脏疾病。

4. 使用注意事项

（1）正确佩戴传感器：确保电极片、血压袖带、血氧探头等传感器正确放置和佩戴在患者身体上，以保证测量数据的准确性。

（2）设置合适的报警参数：医护人员需要根据患者的具体病情和生理状态，设置合适的报警上下限，避免因报警阈值设置不当导致频繁报警或漏报重要信息。

（3）定期维护和校准：监护仪需要定期进行清洁、消毒、维护和校准，以确保仪器的性能和测量精度。

（4）防止干扰：避免在监护仪附近使用手机、对讲机等电子设备，防止电磁干扰影响监护仪的正常工作。将监护仪安放在远离震源的工作台或减震台上，防止震动影响监护仪的性能和测量结果。

（5）在监护仪的使用过程中及正常存放时，应避免接触有酸碱等腐蚀性气体和液体的环境，以免各元件受到侵蚀和损坏，影响使用。

（六）除颤仪

1. 工作原理

除颤仪是用脉冲电流作用于心脏，实施电击治疗，消除心律失常，使心脏恢复窦性心律。当患者出现心室颤动、心室扑动、无脉性室性心动过速等可除颤心律时，除颤仪通过电极板向心脏释放瞬时高能脉冲电流，使所有心肌细胞同时除极，终止异常的电活动，让心脏的窦房结等正常起搏点重新控制心脏节律，从而恢复正常心跳。

2. 使用方法

（1）检查除颤仪：确保除颤仪处于良好的工作状态，包括电量充足、电极片完好无损等。检查除颤仪的显示屏是否正常显示数据，各个按钮是否灵敏。

（2）选择合适的电极片：根据患者的体型和病情选择合适的电极片。电极片应粘贴在患者胸部正确的位置，以确保能够有效地传递电击。

（3）患者准备：将患者平躺在硬板床上，解开患者的上衣，暴露胸部。如果患者胸部有毛发，应剃除毛发，以确保电极片能够良好地接触皮肤。同时，应去除患者身上的金属物品，如首饰、手表等，以免影响除颤效果。

3. 操作步骤

（1）开启除颤仪：按下除颤仪的电源开关，等待除颤仪启动。除颤仪启动后，会进行自检，确保设备正常工作。

（2）选择能量：根据患者的病情和年龄选择合适的除颤能量。一般来说，成人首次除颤能量为 200J，第二次除颤能量为 200~300J，第三次除颤能量为 360J。儿童除颤能量应根据体重进行计算，一般为 2~4J/kg。

（3）放置电极片：将电极片分别粘贴在患者胸部的正确位置。一个电极片应放在患者胸骨右侧第二肋间，另一个电极片应放在患者左侧腋中线第五肋间。电极片应与患者皮肤紧密接触，确保良好的导电性能。

（4）充电：按下除颤仪的充电按钮，除颤仪会自动充电至设定的能量。在充电过程中，应确保患者和周围人员与除颤仪保持一定的距离，以免受到电击。

（5）放电：当除颤仪充电完成时，会发出声音提示。此时，应确保周围人员与除颤仪保持一定的距离，然后按下放电按钮，除颤仪会向患者放电。在放电过程中，应密切观察患者的反应，如患者出现抽搐、心跳恢复等情况，应及时停止放电。

（6）评估效果：放电后应立即评估除颤效果。可以通过观察患者的心电图、触摸患者的颈动脉搏动等方式来判断除颤是否成功。如果除颤成功，患者的心跳会恢复正常，心电图会显示正常的心律。如果除颤失败，应重复上述步骤，再次进行除颤。

4. 注意事项

除颤仪应定期进行维护和保养，确保设备处于良好的工作状态。除颤仪的电极片应定期更换，以确保良好的导电性能。

在使用除颤仪时，应严格按照操作规程进行操作，避免因操作不当而导致患者受伤。在放电过程中，应确保周围人员与除颤仪保持一定的距离，以免受到电击。

安放电极处的皮肤应涂导电糊，也可用盐水纱布，紧急时甚至可用清水，但绝对禁用酒精，否则可引起皮肤灼伤。

成人电极板与儿童电极板不能混用。

两个电极板之间要保持干燥，避免因导电糊或盐水相连而造成短路。

对安装心脏起搏器者，电极板安放位置应距离起搏器脉冲发生器10cm 以上。

除颤仪只能用于心搏骤停患者的抢救，不能用于其他疾病的治疗。在使用除颤仪前，应先进行心肺复苏，以确保患者的血液循环和氧气供应。

除颤仪的使用应由专业人员进行操作，非专业人员不得擅自使用除颤仪。在使用除颤仪时，应遵循医生的指导，确保操作正确、安全。

（七）手术显微镜

手术显微镜是一种高性能显微镜，用于在手术过程中放大和增强手术部位的图像，便于外科医生进行精细的手术操作。

1. 结构与原理

手术显微镜一般由光学系统、照明系统、机械系统和控制系统等部分组成。光学系统包括目镜、物镜等，负责放大和成像；照明系统多采用冷光源，如卤素灯、氙灯或 LED 灯等，提供明亮均匀的光线，确保手术部位清晰可见；机械系统用于支撑和调节显微镜的各个部件，使其能够灵活移动和定位，如可调节的支架、臂杆等；控制系统则可实现对焦、变焦、亮度调节等功能，部分高端手术显微镜还具备数字化图像采集和处理功能。

利用光学透镜的折射和成像原理，将手术部位的微小细节进行放大，使医生能够清晰地观察到血管、神经、组织等微观结构。同时，通过良好的照明系统，消除阴影和反光，提供清晰、明亮的视野，帮助医生更精确地进行手术操作。

2. 功能特点

（1）高分辨率成像：能够提供清晰、细腻的图像，使医生可以分辨出极其微小的结构差异，有助于准确判断病变组织的边界和范围，以及识别重要的解剖结构，如神经、血管等，从而提高手术的精准度。

（2）大景深：可以在不同深度的组织层面上保持清晰的聚焦，使医生在手术过程中无须频繁调整焦距，就能同时观察到手术部位的浅层和深层结构，方便进行多层次的操作。

（3）双目观察：通常设计为双目镜筒，医生可以通过双眼观察手术部位，获得立体视觉效果，更好地感知手术部位的空间位置和深度，提高操作的准确性和灵活性。

（4）可调节性：显微镜的放大倍数、焦距、亮度、瞳距等参数可以根据手术的需要进行灵活调节，以适应不同的手术部位、手术类型和医生的观察习惯。此外，显微镜的机械臂可以在三维空间内自由移动和定位，使医生能够从不同角度观察手术部位。

（5）图像记录与传输：一些先进的手术显微镜配备了数字化成像系统，可以实时记录手术过程中的图像和视频，便于术后回顾、教学和科研。同时，还可以将图像传输到手术室的其他显示器或远程终端，方便其他医护人员观看和协作。

（八）内镜

内镜包括腹腔镜、胸腔镜、膀胱镜等，用于微创手术，通过微小的切口将内镜插入体内，医生可以在显示屏上观察手术部位的情况进行手术。

腹腔镜是一种带有微型成像设备的医疗器械，可通过腹壁进入腹腔，使人体腹腔内部情况在外部成像，以便医生实时观察，从而指导疾病的诊断和治疗。

1. 结构组成

腹腔镜由腹腔镜镜头、高清晰度微型摄像头、数模转换器、高分辨率显示器、全自动冷光源和图像存储系统等组成。

2. 工作原理

使用冷光源提供照明，将腹腔镜镜头插入腹腔内后，运用数字摄像技术，使腹腔镜镜头拍摄到的图像，传导至信号处理系统，实时将腹腔的图像显示在专用的显示器上。

3. 分类

按成像原理主要分为光学腹腔镜和电子腹腔镜。此外，还有机器人辅助腹腔镜、3D 腹腔镜、2D 腹腔镜、单孔腹腔镜、手辅式腹腔镜、荧光腹腔镜等。

4. 优势

（1）创伤小：体表切口较小，术后疼痛轻、恢复快，住院时间短，腹部切口瘢痕小、美观，对患者的创伤和生活影响比较小。

（2）手术操作精准：术中观察清晰，能做到精确止血、精密操作，对组织伤害少，从而减少出血风险、减轻腹腔组织和肠管粘连。

（九）C 型臂 X 射线机

1. 概述

C 型臂 X 射线机，因其外形类似英文字母 C 而得名，是一种用于医用 X 射线透视和摄影检查的设备。它被广泛应用于介入科、骨科、外科、矫形外科、泌尿外科、脊柱外科、腹部外科、疼痛科、心脏科、消化科、妇科及手术室等科室。C 型臂 X 射线机具有移动灵活、成像清晰、操作简便等特点，能够直接用于骨科手术的术中定位，如整骨、复位、打钉等，以及各类微创手术中的造影、摄影等工作，显著提高手术的成功率，缩短手术时间，减少手术创伤及出血，减轻患者的痛苦。

2. 基本结构

（1）C 型臂机架：支撑整个设备的主体结构，形状类似于英文字母 C，为 X 射线管、探测器等部件提供安装平台。

（2）X 射线管：产生 X 射线的部件，通常由阴极和阳极组成，阴极发射电子，阳极接收电子并产生 X 射线。X 射线管是 C 型臂 X 射线机的核心部件之一，其性能直接影响成像质量。

（3）影像增强器或平板探测器：采集 X 射线穿透人体后衰减的信号，并将其转换为可见光图像或数字图像。平板探测器具有更高的分辨率和动态范围，成像质量更好。

（4）操作控制系统：包括控制面板、显示器等，用于设置检查参数、控制 X 射线发射、调节图像亮度对比度等。

（5）高压发生器：为 X 射线管提供高压电源，产生足够的电子动能，使 X 射线管能够正常工作。

（6）其他辅助部件：如准直器（限制 X 射线束的大小和形状）、滤线器（减少散射线的影响）、冷却系统（保证 X 射线管长时间稳定工作）等。

3. 使用注意事项

（1）专业人员操作：C 型臂 X 射线机必须由经过专业培训的人

员操作，熟悉设备的性能、操作规程和辐射防护知识。

（2）患者准备：检查前，应核对患者信息，了解病情，评估手术间操作环境，确保手术床高度适宜，患者手术部位位于可透视的位置。

（3）辐射防护：检查过程中做好辐射防护。

①手术室环境：手术室内应设有防 X 射线的专用手术间，手术间四壁及天花板需用防 X 射线透视的材料制作。手术间门口悬挂警示标识，使用 X 射线时应打开手术间门口的红色警示灯。

②个人防护：操作人员必须穿戴铅帽、铅围领、铅衣等防护用品。在不影响手术操作的前提下，尽可能远离放射源，减少照射时间。

③患者防护：使用铅制防护用品遮挡患者非检查部位，特别是甲状腺、性腺等敏感器官。

（4）无菌操作：在骨科等无菌要求较高的手术中，应在 C 型臂两头套上灭菌布套，或在手术拍摄部位加铺无菌单，照射完毕后撤除，避免污染手术无菌区域。

（5）设备维护：定期检查 C 型臂 X 射线机的性能，确保设备处于良好状态。移动设备时，动作要轻柔，避免剧烈震动和碰撞。使用后，应将设备归位，锁定制动开关，并放置于清洁、干燥处。

（6）图像质量：根据检查部位和患者的具体情况，选择合适的曝光参数，以获得清晰的图像。同时，应注意避免重复曝光，减少不必要的辐射剂量。

（7）记录与报告：检查过程中，应详细记录患者的信息、检查部位、曝光条件等，并及时出具检查报告，为临床诊断和治疗提供依据。

（十）B 型超声波诊断仪

1. 概述

B 型超声波诊断仪是一种利用超声波技术来进行医学诊断的设备。它通过向人体部位发送超声波，并接收反射回来的声波来获取内部组织结构的图像，从而辅助医生进行疾病诊断。B 型超声波诊断仪具有无创性、无辐射的特点，因此被广泛应用于临床医学领域。

B 型超声波诊断仪可以清晰地显示各脏器及周围器官的各种断面像，图像富于实体感，接近于解剖的真实结构，有助于医生进行早期明确诊断。它适用于多个医学专业，如妇科、产科、泌尿科、心脏病等，能够观察到人体内部器官的形状、结构和功能，帮助医生准确判断病情。

随着科技的不断发展，B 型超声波诊断仪也得到了不断的改进和创新。从最早的 2D 图像到如今的 3D、4D 动态图像，B 型超声波诊断仪使医生能够更加清晰地了解病变的情况。同时，一些高级的 B 型超声波诊断仪还配备了彩色多普勒功能，能够观察血流情况，有助于血管疾病的诊断与治疗。

2. 基本结构

B 型超声波诊断仪的基本结构可以分为两大部分：主机和探头。其组成部分包括发射、扫查、接收、信号处理和显示这五个部分。

主机：主机是 B 型超声波诊断仪的核心部件，负责控制整个设备的运行。它接收探头收集的信息，进行相应处理，并将结果以图像形式显示出来。主机内部包括发射电路、接收电路、信号处理电路和图像显示电路等。

探头：探头是 B 型超声波诊断仪与人体接触的部件，负责发射超声波并接收反射回来的声波信号。探头内部有一个或多个压电晶体，它们能够将电信号转换为声波信号，并将接收到的声波信号转换为电信号。探头的种类和频率根据检查部位和需要选择合适的。

3. 使用注意事项

（1）电磁干扰：避免将 B 型超声波诊断仪放置在强电磁干扰源附近，如高压电源、大功率电机、电台等，以免影响图像质量。

（2）设备检查：在使用前，应检查 B 型超声波诊断仪的电源、电缆、探头等部件是否完好，确保设备处于正常工作状态。

（3）患者准备：检查前，应让患者脱去衣物，暴露需要检查的部位，并涂抹适量的耦合剂，以便超声波能够顺利进入人体内部。

（4）参数设置：根据检查部位和需要，选择合适的探头、频率和扫描深度等参数。

（5）图像观察：在扫描过程中，应密切观察显示屏上的图像，及时发现并处理异常情况。

（6）图像保存：根据需要，将重要的图像信息保存至存储设备中，以便后续分析和诊断。

（7）设备清洁：使用后，应及时清洁探头和设备表面，防止耦合剂残留和污垢堆积。

（8）设备维护：定期对 B 型超声波诊断仪进行维护和保养，包括清洁、润滑、校准等，以延长设备的使用寿命。

（十一）止血带

止血带是外科手术或急救时用于阻断四肢血流的医疗工具，是四肢创伤外科手术中常用的设备，可明显减少术中创口出血，从而使手术视野清晰，易于辨认各种组织，便于手术操作。通过加压束缚在出血部位的近心端肢体上，阻断血液供应，从而达到暂时性止血的目的，为抢救生命或为进一步治疗做准备。可减少创伤造成的失血量，减轻和延缓因出血引发的机体损害，同时方便运送患者，为采取进一步止血措施争取时间。

1. 使用方法

（1）选择合适的位置：止血带应绑在伤口近心端靠近心脏的一端，一般距离伤口 5~10cm 处，如上肢出血时，止血带应绑在上臂中上 1/3 处；下肢出血时，应绑在大腿中上部。避免在前臂、小腿以及上臂的中段等可能损伤神经或血管的部位使用止血带，同时止血带也不能用于捆扎头部和躯干。

（2）垫上衬垫：在绑扎止血带的部位下方垫一层软布，以保护皮肤免受压迫和摩擦损伤。

（3）绑扎止血带：将止血带平整地缠绕在肢体上，然后拉紧止血带，使其紧紧地束缚住肢体，但也不能过紧，以免损伤神经和软组织。可以插入一根手指在止血带下方，以能感觉到一定的紧度但手指仍可活动为宜。固定好止血带，确保其不会松动。

（4）标记时间：在绑扎好止血带后，应立即在明显的位置标记上使用止血带的时间，以便后续处理时了解止血带使用的时长。

充气前应先抬高肢体，止血带驱血彻底后，再将止血带的通气管接于压气表上，缓慢将气打入止血带内，上肢一般充气压力为200~300mmHg，下肢一般充气压力为 300~350mmHg。

2. 使用注意事项

（1）使用前检查止血带的性能，检查有无漏气。

（2）根据患者性别、年龄、体格情况及手术部位选择合适宽度和长度的袖带。

（3）上肢止血带应放置于上臂中上 1/3 处，下肢应放置于股骨中上 1/3 处，尽量靠近大腿根部，这些部位不仅止血效果好，且不易损伤神经，捆扎止血带前先检查局部皮肤是否潮湿、破损。

（4）在捆扎部位先用肢体保护套或纸棉均匀平整地包裹肢体数圈，一方面为了保护肢体，另一方面使肢体受力均匀。袖带包扎好后再用绷带包扎两圈，防止胀开或脱落，松紧以用力推不易滑脱为准。

（5）肢体在消毒过程中应注意避免消毒液留置止血带皮肤下，消毒纱布以不滴消毒液为准。

止血带充气时要因人而异，合理调整充气压力。有研究认为，气压止血带使用中，充气压力应达到个体化，即止血带压力根据患者年龄、肢体周径及动脉收缩压而定等多种方式。有研究发现，用肢体周径设定压力值较为合适，具体设置：若上臂周径 ≤ 25cm，需控制充气压力约在 187mmHg；若上臂周径 >25cm，需以肢体周径作为个体充气值，但最大值要 ≤ 300mmHg。若下肢肢体周径 ≤ 50cm，需以肢体周径作为个体充气值；若肢体周径 >50cm，则充气压力为375mmHg。

如果手术时间长应暂时将肢体恢复血流 10~15min 再阻断。双下肢同时应用止血带总时间不应超过 5h。

手术结束切口加压包扎后开始给止血带放气，放气应缓慢，放气时间不少于 1min，防出现止血带休克，取下袖带后检查局部皮肤有无红肿、血疱。

止血带需要避免采用高温方式消毒，严禁用热水清洗止血带，否则将会加快橡胶制品的老化速度。止血带在使用一段时间之后，须及时更换，安排专人定期对压力仪进行检修，确保止血带能够正常使用。

（十二）其他设备

1. 空气净化系统

空气净化系统用于保持手术室内空气清洁，减少感染的风险，过滤空气中的细菌、病毒和尘埃等有害物质。

2. 医用吊塔

医用吊塔集成了各种气体管路（如 O_2、CO_2 等）以及电源，方便手术过程中医生使用各种设备和气体。

3. 保温设备

保温设备如升温毯等，用于保持患者的体温，防止患者在手术过程中出现低体温的情况，减少手术并发症。

4. 血液回吸收装置

血液回吸收装置可以将术中的出血进行回收、分离、净化、过滤，然后再回输到患者身体里，减少患者对异体血液的需求。

这些设备共同构成了手术室的高效、安全操作环境，为手术的顺利进行提供了有力保障。此外，手术室还配备了先进的废物处理系统，确保医疗废物得到及时、安全的处理，避免污染环境。紧急备用电源系统也为手术室的连续运作提供了可靠保障，确保在突发电力故障时手术不受影响。智能化管理系统则实现了设备、人员和物资的高效调度，提升了手术室的运营效率。这些综合配套设施的完善，进一步强化了手术室的安全性和功能性，为患者提供了更为优质的医疗服务环境。

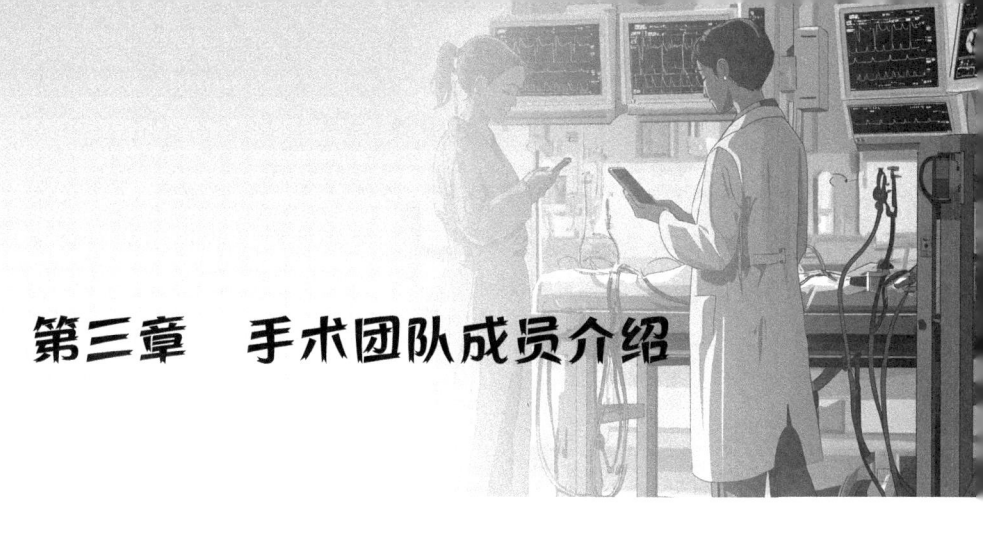

第三章　手术团队成员介绍

　　手术团队成员各自发挥着不可或缺的作用，共同确保手术的顺利进行和患者的生命安全。

　　传统手术团队成员：传统的手术团队成员主要包括主刀医生、麻醉医生和手术室护士。主刀医生作为团队的领导者，在手术中起着关键作用，其执行力直接影响着手术的成败。麻醉医生负责患者的麻醉和生命体征监测，确保患者在手术过程中处于安全的麻醉状态。手术室护士则协助医生进行手术操作，提供手术器械和物品的准备、传递等服务。

　　现代手术团队成员：随着外科医疗技术的发展，手术团队的成员不断扩大。除了传统团队成员外，更多的医学专科及相关专业人员也融入手术团队中，如介入治疗医生、术中影像医生等。这些专业人员的加入，为手术提供了更全面的支持和保障。

一、主刀医生

　　主刀医生是手术团队的核心人物，是指在手术中负责主要操作和控制整个手术流程的资深医生，具有丰富的临床经验和专业知识，通常是外科手术团队的领导者和指导者。

　　主刀医生的主要职责：

1. 手术决策与规划

　　（1）病情评估与方案制订：主刀医生在手术前需要对患者的病

情进行全面评估，包括患者的身体状况、疾病类型、严重程度等。通过详细的检查和分析，结合各种诊断结果，制订出最适合患者的手术方案。例如，在肺癌手术中，主刀医生要根据患者的临床分期、病理类型等因素来确定手术方式、切除范围等。

（2）风险评估与应对策略：主刀医生需要对手术过程中可能出现的风险进行评估，并制订相应的应对策略。具体包括对患者的身体状况进行综合分析，考虑手术可能带来的并发症风险，如出血、感染等。同时，主刀医生还要根据患者的特殊情况，如年龄、基础疾病等，制订个性化的风险应对方案。

2. 手术操作执行

（1）精湛的手术技术：主刀医生必须具备精湛的手术技术，能够熟练地进行各种手术操作。在手术过程中，主刀医生要准确地切割、缝合、结扎等，确保手术的顺利进行。例如，在腹腔镜解剖性肝切除手术中，主刀医生需要熟练掌握腹腔镜技术，能够在狭小的空间内进行精细的操作。

（2）团队领导与协作：主刀医生在手术中起着领导团队的重要作用。他们需要与麻醉医生、护士、助手等密切协作，确保手术的各个环节都能够顺利进行。主刀医生要清晰地传达手术指令，协调团队成员的工作，保证手术的高效性和安全性。

3. 术后管理与患者康复

（1）患者监护与并发症处理：手术后，主刀医生需要对患者进行密切监护，及时发现并处理可能出现的并发症。主刀医生要关注患者的生命体征、伤口愈合情况等，对出现的问题及时采取相应的治疗措施。

（2）康复指导与随访：主刀医生还要为患者提供康复指导，包括饮食、运动、药物使用等方面的建议。主刀医生要定期对患者进行随访，了解患者的康复情况，及时调整治疗方案。

二、第一助手

第一助手，顾名思义，是手术团队中仅次于主刀医生的助手，负责在手术中协助主刀医生完成各种操作。他们不仅是主刀医生的得力助手，更是手术成功的重要保障。第一助手通常具备扎实的医学基础知识、丰富的手术经验和精湛的操作技能，能够在手术中迅速准确地理解主刀医生的意图，并有效地协助其完成手术。

第一助手的主要职责：

1. 手术前

核对手术患者的基本信息、手术部位及手术方式等，确保准确无误。负责准备手术所需的器械、设备和药品，确保其性能良好、数量齐全，并进行必要的消毒和灭菌处理。协助主刀医生对患者进行术前检查和评估，了解患者的病情和身体状况，为手术做好充分的准备。

2. 手术中

帮助主刀医生显露手术视野，通过牵拉组织、使用拉钩等工具，使手术部位充分暴露，便于主刀医生操作。根据主刀医生的需要，及时、准确地传递手术器械和物品，如手术刀、镊子、缝合线等，确保手术的顺利进行。协助主刀医生进行止血、缝合、结扎等操作，在主刀医生的指导下完成一些相对简单的手术步骤。密切观察患者的生命体征和手术进展情况，及时发现并向主刀医生报告异常情况，如出血过多、生命体征不稳定等。

3. 手术后

协助主刀医生进行伤口的缝合、包扎和固定，确保伤口处理得当，减少术后感染和并发症的发生。负责清理手术器械和手术区域，对使用过的器械进行清洗、消毒和灭菌处理，为下一次手术做好准备。在患者返回病房或恢复室后，协助护理人员对患者进行术后护理和观察，及时了解患者的恢复情况，并向主刀医生反馈。

三、第二助手

（一）术前协助

1. 参与术前准备

协助第一助手进行术前准备工作，如核对患者信息、准备手术器械等。

2. 熟悉手术步骤

了解并熟悉手术步骤和手术过程，以便在手术中更好地配合主刀医生和第一助手。

（二）术中配合

1. 协助显露手术视野

通过拉钩、吸引等操作，协助主刀医生和第一助手显露手术部位，确保手术视野清晰。

2. 传递器械与物品

准确、及时地传递手术器械和所需物品，确保手术过程的流畅性。

3. 维持患者体位

在手术过程中，协助维持患者的体位和肢体位置，确保手术操作不受影响。

4. 观察手术进展

密切关注手术进展，及时向主刀医生和第一助手报告异常情况或需要协助的事项。

（三）术后协助

1. 协助包扎伤口

在手术结束后，协助第一助手进行伤口的包扎和固定。

2. 护送患者回病房

协助麻醉医生护送患者回病房，并向当班护士交代病情及注意事项。

3. 整理手术器械

参与手术器械的整理和清洗工作，确保手术器械的完整性和可用性。

四、麻醉医生

麻醉医生指经过专业医学教育与培训，具备麻醉学专业知识与技能，主要负责在手术、某些诊断性检查或疼痛治疗过程中，为患者实施麻醉、监测并维护患者生命体征平稳、提供围手术期（围绕手术的一个全过程，从患者决定接受手术治疗开始，到手术治疗直至基本康复）医疗服务以及进行疼痛管理的临床医生。麻醉医生的主要职责如下：

（一）手术前

1. 患者评估

麻醉医生需要全面了解患者的病史，包括既往疾病史（如心脏病、高血压、糖尿病等慢性疾病）、手术史、过敏史等。例如，对于有心脏病史的患者，要详细询问心脏病的类型、发作频率、治疗情况等，因为这些信息会直接影响麻醉方式的选择和风险评估。

进行身体检查，重点关注心肺功能、气道情况等。通过听诊心肺来评估心肺功能是否正常，检查口腔、鼻腔和咽喉部的结构，判断气道是否存在困难插管的可能。比如，肥胖患者、下颌短小的患者可能存在气道管理的困难。

查看实验室检查结果，如血常规、凝血功能、肝肾功能、电解质等。异常的检查结果可能增加麻醉风险，例如凝血功能异常会导致术中或术后出血不止，麻醉医生需要根据这些结果调整麻醉计划。

2. 麻醉方案制订

根据患者的评估情况，选择合适的麻醉方法，如全身麻醉、椎管内麻醉（包括硬膜外麻醉、蛛网膜下腔麻醉等）、神经阻滞麻醉等。对于短小的体表手术，可能选择局部麻醉；对于腹部大手术，可能选择全身麻醉联合椎管内麻醉，以达到更好的镇痛和肌肉松弛效果。

确定麻醉药物的种类和剂量。考虑患者的年龄、体重、身体状况等因素，例如，老年患者对麻醉药物的耐受性较低，麻醉医生需要适当减少药物剂量，以避免麻醉过深导致呼吸循环抑制。同时，还要考虑药物之间的相互作用，如患者正在使用的其他药物可能与麻醉药物产生协同或拮抗作用。

评估麻醉风险，并与患者及家属充分沟通。告知患者及家属麻醉可能出现的风险，如过敏反应、呼吸抑制、心律失常等，取得他们的理解和同意。这一过程需要耐心、细致的解释，让患者及家属对麻醉过程有一个清晰的认识。

3. 术前访视与准备

麻醉医生会在术前访视患者，向患者介绍麻醉过程和注意事项，缓解患者的紧张情绪。这有助于建立良好的医患关系，提高患者的依从性。例如，告知患者术前禁食、禁饮的时间要求，一般成人术前禁食 8~12h，禁饮 4~6h，以减少术中反流、误吸的风险。

检查麻醉设备和药品，确保麻醉机、监护仪等设备功能正常，麻醉药品准备齐全。对麻醉机的气道回路、氧气供应系统等进行检查，保证在手术过程中能够安全有效地为患者提供呼吸支持。

（二）手术中

1. 麻醉诱导与维持

进行麻醉诱导，通过静脉注射或吸入麻醉药物使患者进入麻醉状态。在这个过程中，要密切观察患者的生命体征，如血压、心率、呼吸、血氧饱和度等。例如，在注射丙泊酚进行麻醉诱导时，可能会引起血压下降和呼吸抑制，麻醉医生需要及时发现并采取措施，如调整药物剂量、给予血管活性药物或进行辅助通气。

维持麻醉状态，根据手术的进程和患者的反应，持续输注或吸入麻醉药物，保持适当的麻醉深度。通过监测脑电双频指数（BIS）等指标来判断麻醉深度是否合适，确保患者在手术过程中既不会因为麻醉过浅而感到疼痛或出现体位变动，也不会因为麻醉过深而出现严重的呼吸循环抑制。

提供肌肉松弛，在一些需要良好手术视野的手术中，如腹部手术、胸科手术等，麻醉医生会使用肌肉松弛药，使患者的肌肉松弛，便于手术操作。同时，要使用神经刺激器等设备来监测肌肉松弛程度，以避免药物过量导致术后呼吸恢复延迟。

2. 生命体征监测与调控

持续监测患者的生命体征，包括但不限于心电图（ECG）、血压

（无创血压或有创血压）、心率、呼吸频率、血氧饱和度（SpO_2）、呼气末二氧化碳分压（$PETCO_2$）等。这些指标能够反映患者的循环和呼吸功能状态。例如，$PETCO_2$的突然升高可能提示通气不足或二氧化碳产生过多，麻醉医生需要及时检查气道是否通畅、呼吸参数是否合适等。

根据生命体征的变化及时调整麻醉深度和液体平衡。如果患者出现血压下降，麻醉医生需要判断是麻醉过深、失血过多还是其他原因引起的，然后采取相应的措施，如调整麻醉药物剂量、加快输液速度或输血等。同时，还要根据手术中的失血量和液体丢失量，合理补充晶体液、胶体液或血液制品。

处理术中突发情况，如过敏性休克、心律失常、大出血等。在发生过敏性休克时，麻醉医生要立即停止可疑的致敏原，给予肾上腺素、糖皮质激素等药物进行抢救，同时进行心肺复苏等急救措施；发生心律失常时，要根据心律失常的类型进行相应的处理，如使用抗心律失常药物或进行电除颤等，确保患者的生命安全。

3. 气道管理

确保患者的气道通畅，这是麻醉医生的重要职责之一。在全身麻醉过程中，可能会采用气管插管、喉罩置入等方法来建立人工气道。麻醉医生需要熟练掌握这些气道管理技术，确保插管或喉罩置入的成功率。例如，在困难气道的情况下，要采用特殊的插管技术，如纤维支气管镜引导下插管等。

对人工气道进行妥善的固定和护理，防止导管移位或脱出。在手术过程中，要定期检查气道的位置和通畅情况，通过观察胸廓起伏、听诊双肺呼吸音、监测$PETCO_2$等方法来判断。如果发现气道有问题，要及时处理，如调整导管位置、清除气道分泌物等。

（三）手术后

1. 麻醉苏醒与拔管

手术结束后，麻醉医生要使患者平稳地从麻醉状态恢复到清醒状态。逐渐减少麻醉药物的输注或吸入，让患者的呼吸、循环等生理功能恢复正常。在这个过程中，要密切观察患者的生命体征和意识状态，确保患者安全苏醒。

评估患者的拔管指征，如患者的自主呼吸恢复良好、潮气量足够、气道反射恢复、意识清醒等，才能拔除气管导管或喉罩。拔管后，要继续观察患者是否有呼吸困难、喉头水肿等并发症，如有需要，要及时进行处理，如给予面罩吸氧、使用糖皮质激素减轻喉头水肿等。

2. 术后镇痛与随访

提供术后镇痛，根据患者的手术类型和疼痛程度，选择合适的镇痛方法，如患者自控镇痛（PCA）、硬膜外镇痛等。通过合理的镇痛方式，可以减轻患者的术后疼痛，促进患者的康复。例如，对于腹部手术后的患者，可以采用硬膜外镇痛，将局麻药物和阿片类药物混合注入硬膜外腔，持续镇痛。

术后随访患者，了解患者的恢复情况和镇痛效果。一般会在术后24~48h 内随访患者，询问患者是否有疼痛、恶心、呕吐等不适症状，对镇痛方案进行调整。同时，还要关注患者是否出现麻醉相关的并发症，如麻醉后认知功能障碍等，及时给予相应的处理。

五、巡回护士

巡回护士是手术室护理工作中的一个重要角色，主要负责手术全过程中的非无菌操作环节，确保手术环境安全有序、患者安全舒适以及手术的顺利进行。巡回护士的主要职责如下：

（一）手术前

1. 查看手术通知单

了解拟实施手术名称、麻醉方式及患者的相关信息（过敏史、生化检查等），必要时参加病例讨论、访视患者，做好术前宣教。

2. 确认手术所需

确认手术所需的物品、仪器、设备、手术体位用物等，并确保均处于功能状态。

3. 检查手术间环境

检查手术间的环境，确保符合国家规范要求，包括温度、湿度、照明、清洁状况等，发现异常及时报修。清空上一台手术患者的所有物品、病历资料、医疗垃圾等。

4. 遵循一间、一人、一病历原则

每个手术间只能安置一位患者，并只能存放该患者的病历、资料。

5. 执行手术患者交接制度

做好与病房护士的交接工作，检查所带药物、影像学检查结果等，确认患者有无义齿、饰品、植入物等，并在交接单上签名记录。

6. 核对手术患者身份

严格核对手术患者身份，采用两种以上的核对方法。

7. 小心转移患者

患者转移至手术床时，先确认手术床和手术平车固定，再转移患者，告知患者不得随意移动，防止坠床事件的发生。

8. 患者心理护理

做好患者的心理护理，减轻患者焦虑。

（二）手术中

1. 术前麻醉，建立静脉通路

根据手术及麻醉需要，选择静脉穿刺部位，按《静脉治疗护理技术操作规范》建立静脉通路，妥善固定。按相关要求给予术前抗菌药物。

2. 执行《手术安全核查制度》

核对患者信息，在麻醉前、手术开始前、患者离室前，与麻醉医生、手术医生共同核对患者的相关信息，确保正确的患者、正确的手术部位、正确的手术方式。

3. 协助实施麻醉

协助麻醉医生实施麻醉过程，确保麻醉顺利进行。

4. 协助做好术前准备

协助洗手护士铺置无菌台，检查无菌物品的有效期、包装等，确保物品合格，打开无菌物品。

5. 执行手术物品清点制度

严格执行手术物品清点制度，清点、核对手术中所需物品，并签字记录。

6. 检查评估皮肤，遵循手术体位安置原则

与手术医生、麻醉医生共同安置手术体位，实施必要的保护和约束措施，避免受压、暴露等造成的损伤，防止患者坠床。

7. 减少不必要的暴露

保护患者隐私，减少患者不必要的暴露，做好保暖，保证舒适。

8. 随时提供手术所需

随时提供手术所需仪器、设备、手术器械、耗材等。正确连接、调试手术设备。

9. 严格执行查对制度

给药、输血等操作时须与手术医生或麻醉医生双人核对；抢救时协助麻醉医生给药；在执行口头医嘱时必须复述确认，并保留空安瓿至手术结束。

10. 及时供应术中所需物品

添加物品双人清点后及时记录，掉落的物品应集中放于固定位置，以便于清点。

11. 做好护理观察

护理观察包括出血、用药、输液、输血、尿量、手术体位等。发生异常情况时，积极配合医生抢救患者。

12. 严格执行并监督

手术间所有人员的无菌操作技术、消毒隔离技术、垃圾分类等各项规定的落实。控制参观人数，保持手术间门处于关闭状态，保持环境整洁。

13. 严格执行交接班制度

严格执行交接班制度，现场交接，具体内容包括手术物品、体位

及皮肤、管路等，并做好交接记录。

14. 遵循手术标本管理制度

协助洗手护士或手术医生核对病理及病理单的各项内容，确认标本来源的名称和数量，妥善管理手术标本，督促及时送检，并签字记录。

15. 执行护理文件书写规定

准确填写各种护理文件，并签字确认。特殊情况在护理记录单上详细描述，必要时请主刀医生签字确认。

16. 巡视仪器和设备的运转情况

巡视仪器和设备的运转情况，发现异常及时检查，必要时报修处理。

（三）手术后

1. 协助手术医生

协助手术医生包扎伤口，保持患者皮肤清洁，衣物整齐，保护隐私，注意保暖。

2. 检查患者皮肤

检查患者皮肤，如有损伤等异常情况，与手术医生共同确认。
发生时，须在护理记录单上记录，并与手术医生、病房护士交接。

3. 整理管路

管路标识清楚，整理管路并保持管路通畅，确保管路固定稳妥。

4. 整理患者所带物品及护理文件

将患者安全送离手术室，确保携带好所带物品及护理文件。

5. 整理手术间

整理好手术间，确保物归原处，并补充所需物品。

6. 执行不良事件上报制度

严格执行不良事件上报制度，及时上报与患者安全相关的事件。

六、洗手护士职责

（一）手术前

1. 查看手术通知单

了解拟实施手术名称、麻醉方式及患者的相关信息（过敏史、生化检查等）、手术特殊用物，必要时参加病例讨论、访视患者。

2. 备齐手术所需物品

手术所需物品包括无菌物品、外科洗手用品、脚凳等。必要时请主刀医生确认关键的器械和物品，如有疑问及时补充、更换。

3. 检查手术所需

检查手术所需的无菌物品及器械的灭菌标识和有效期。

4. 协助巡回护士

协助巡回护士做好安置患者、准备手术仪器设备等工作。

（二）手术中

1. 检查与确认

铺置无菌台前确认周边环境符合无菌技术操作要求；再次检查手术所需无菌物品及器械的灭菌标识和有效期。

2. 执行外科手消毒

原则上提前 15~30min 刷手，严格执行外科手消毒。

3. 检查手术器械

铺置无菌台后，检查手术器械的性能与完整性。

4. 执行手术物品清点制度

严格执行手术物品清点制度，与巡回护士共同清点台上物品。

5. 遵循无菌技术操作原则

协助手术医生进行手术区域皮肤消毒、铺置无菌单、戴无菌手套，严格遵循无菌技术操作原则。

6. 协助巡回护士

与巡回护士连接好各种手术仪器，如电刀、吸引器、超声刀、冷光源等，做好协助工作。

7. 关注手术进程

掌握手术步骤及手术医生习惯，提前准备并正确传递手术器械，及时擦拭器械上的血渍，传递前及使用后均需检查器械完整性。

8. 及时核对手术物品

对正在使用的器械、纱布、纱垫、缝针等做到心中有数，及时核对，用后及时收回。

9. 监督手术

监督手术医生对特殊器械及电外科的安全使用。

10. 负责手术台上标本的管理

做好手术过程中的标本管理，严格执行手术标本管理制度。

11. 监督手术台上人员的无菌技术操作

严格执行手术隔离技术，做好监督工作。保持无菌区域干燥整洁、不被污染，如有或疑有污染应立即更换。

12. 做好标准预防，正确传递锐器

正确传递锐器，防止发生锐器伤。如为特殊感染手术，按感染类别执行 WS/T367—2012《医疗机构消毒技术规范》相关处理规定。

13. 严格执行交接班制度

术中原则上不调换洗手护士，特殊情况必须调换时，严格执行交接班制度，现场交接。

14. 清点手术物品

完成第四次手术物品清点后，告知手术医生手术物品数目正确、完整。

（三）手术后

1. 协助手术医生

协助手术医生包扎伤口，清洁手术区域皮肤。正确连接各种引流袋。

2. 遵循垃圾分类原则

严格遵循垃圾分类原则，锐器应放置于锐器盒内。

3. 做好器械整理

及时与消毒供应室人员交接，做好手术器械的整理工作。

在手术室内，各岗位团队成员之间既有明确分工又有密切合作。他们共同构成了一个高效运转的整体，为患者提供安全、优质的医疗服务。

七、手术团队协作的重要性

手术团队协作在现代医疗体系中占据着至关重要的地位，它直接关系到手术的成功率、患者的安全以及医疗团队的整体效率。

1. 提高手术成功率

手术团队由多名具备不同专业知识和技能的人员组成，包括主刀医生、麻醉医生、手术室护士、第一助手和第二助手等。通过团队协作，每个成员都可以发挥自己的专业优势，弥补彼此的不足。例如，主刀医生负责手术的主要操作，麻醉医生负责维持患者的生命体征平稳，手术室护士负责手术器械和物品的准备与传递，而第一助手和第二助手则协助主刀医生显露手术视野、传递手术器械等。这种专业互补使得手术操作更加精准和连贯，从而提高了手术的成功率。

2. 保障患者安全

手术过程中，患者的安全是首要考虑的因素。团队协作可以确保在手术过程中及时发现并纠正潜在的错误，如手术器械的误用、手术部位的错误等。同时，团队成员之间的密切配合还可以更有效地预防手术并发症的发生。例如，手术室护士可以密切观察患者的生命体征和手术进展情况，一旦发现异常情况，立即报告给主刀医生，以便采取及时有效的处理措施。这种及时地发现和纠正错误以及预防并发症的能力，可以极大地保障患者的安全。

3. 提高工作效率

手术团队协作可以优化手术流程，减少不必要的等待和重复工作。例如，团队成员可以提前准备好手术所需的器械和物品，确保手术过程中不会出现因物品短缺而导致手术中断。此外，团队协作还可以提升整个团队的工作效率。每个成员都可以在自己的专业领域内发挥最大效用，同时与其他成员紧密配合，共同完成手术任务。这种高效的协作模式使得手术过程更加顺畅和高效。

4. 促进知识共享与技能提升

手术团队协作不仅是一个共同完成手术任务的过程，也是一个知识共享和技能提升的过程。在手术过程中，团队成员可以交流各自的专业知识和经验，共同解决手术中的难题。例如，年轻医生可以在资深医生的指导下学习手术技巧和经验，从而更快地成长为优秀的外科医生。同时，团队成员之间的互相学习和借鉴也可以促进各自技能的提升，提高整个团队的专业水平。

5. 增强团队凝聚力与信任感

手术团队协作使团队成员拥有共同的目标和使命，即确保手术的成功和患者的安全。这种共同目标可以增强团队成员之间的凝聚力和信任感。在手术过程中，团队成员需要相互支持和协作，共同应对各种挑战和困难。这种相互支持不仅可以提高团队的协作效率，还可以增强团队成员之间的信任感，使得整个团队更加团结和稳定。

6. 应对突发情况与紧急情况

手术过程中可能会出现各种突发情况和紧急情况，如大出血、心搏骤停等。团队协作可以确保在这些情况下快速响应和协同应对。例如，在手术过程中出现大出血时，团队成员可以迅速分工合作，麻醉医生负责维持患者的生命体征平稳，手术室护士负责准备止血物品和器械，而主刀医生和助手则负责进行止血操作。这种协同应对可以确保手术的成功和患者的安全。同时，团队成员之间的默契配合也可以提高应对突发情况和紧急情况的能力。

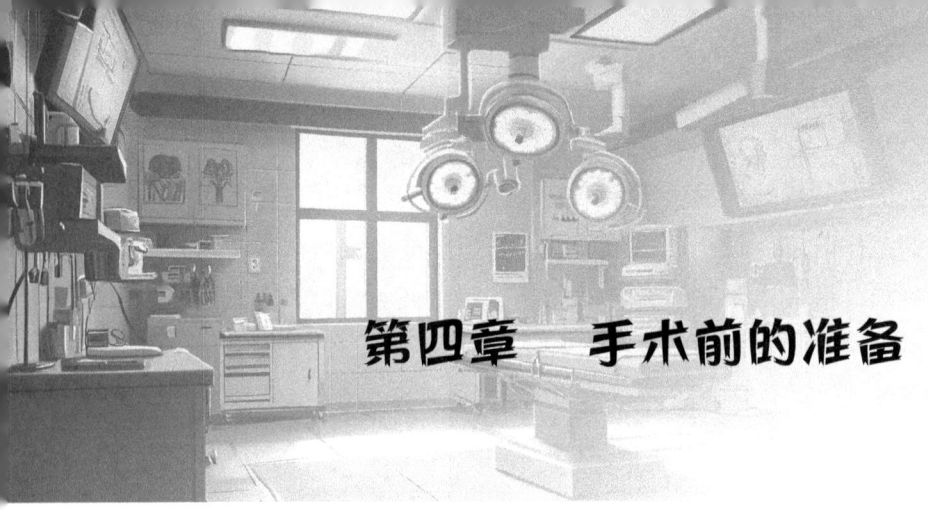

第四章　手术前的准备

手术过程是一项严谨而复杂的医疗程序，无论是大型手术还是小型手术，术前准备是手术成功的关键因素之一，它直接影响手术效果和患者的术后康复，良好的术前准备能够确保手术的顺利进行，降低手术风险。

一、术前准备的重要性

术前准备的重要性主要体现在以下三个方面：

1. 评估患者的适应性

术前评估使医生能够全面掌握患者是否适宜接受手术，并提前识别可能的健康风险因素。例如，李女士因胆囊结石需要进行手术，术前血液检查显示她的凝血功能异常。如果李女士在凝血功能异常的情况下接受手术，术后可能出现严重的出血并发症。因此，需要先进行凝血功能的治疗和调整，待凝血功能恢复正常后再进行手术。

2. 确保医生与患者的沟通

在术前准备阶段，医生会与患者及其家属深入讨论手术的目的、潜在风险以及预期效果。这有助于患者对手术流程有更清晰的认识，并充分理解自身的手术选择。

3. 准备手术环境和设备

术前准备亦包括确保手术室及设备达到手术标准，并执行必要的消毒和准备工作。这一流程有助于减少手术感染的风险，并为手术操作提供一个安全、适宜的环境。

二、术前准备与手术类型

术前准备与手术的类型有密切的关系。外科手术种类繁多，但根据手术的急缓程度，大致可分为三大类。

1. 择期手术

择期手术是指可以在较长时间内选择合适的时间进行手术治疗的手术。这类手术通常患者病情相对稳定，不会对患者的生命安全造成威胁，手术时间的早晚也不会影响治疗效果，手术的时间可选择在患者的最佳状态下进行。如小儿麻痹后遗症的矫正手术，可复性腹股沟疝的修补术和无并发症的消化性溃疡的胃大部切除术等，均属于择期手术。

2. 限期手术

限期手术是指需要在一定期限内进行手术治疗的手术。这类手术通常患者病情较为严重，但暂时不会对生命造成极大威胁，但如果不及时手术，病情可能会进一步恶化。例如：恶性肿瘤根治术，当患者被诊断为恶性肿瘤，需要尽快进行手术切除肿瘤，但可以在一定的时间内选择合适的时机进行手术。

3. 急症手术

急症手术是指患者病情紧急、发病急骤、病情发展迅速，需要立即进行手术治疗的手术。这类手术通常涉及患者的生命安全，如不及时处理，可能会导致严重后果。例如：急性脑出血患者突发脑出血，出现意识障碍、肢体偏瘫等症状，需要立即进行开颅手术清除血肿。

三、患者术前准备的内容

（一）心理准备

1. 了解手术信息

患者应通过医生或相关资料了解手术的必要性、过程、可能的风险及术后康复情况，以减少自身的恐惧和焦虑。

2. 心态调整

保持积极乐观的心态，相信医疗团队的专业能力，通过听音乐、阅读、冥想等方式放松心情。

3. 与医生沟通

术前，一般医生会对患者进行术前指导，告知患者手术的相关信息，包括手术的内容、手术的风险以及手术后的注意事项等。患者需要仔细听从医生的建议，并遵守医嘱，以确保手术的顺利进行。如有任何疑问或不适，应及时与医生沟通，以便医生更好地了解患者的需求和身体状况。

（二）生理准备

1. 身体检查

进行全面的身体检查，包括血常规、凝血功能、肝肾功能、心电图等，以评估患者的身体状况是否适合手术。

2. 饮食管理

严格管理术前饮食，做好手术准备。

根据手术类型和麻醉方式，术前需要禁食、禁水一段时间，通常为6~8h，以防止术中发生呕吐和误吸。手术前一天应选择易消化、低脂肪和低纤维的食物，避免摄入油腻、辛辣和刺激性食物。

3. 作息调整

保证充足的睡眠和休息，避免熬夜和疲劳，有助于术后身体恢复和增强手术的耐受性。

4. 戒烟限酒

术前应尽早戒烟限酒，以减少术后并发症的发生。

5. 药物准备

告知医生正在服用的所有药物，特别是可能引起出血风险的药物，如抗凝药物。根据医生的指导，可能需要停用某些药物或调整剂量。部分恶性肿瘤患者可辅助免疫治疗，可选用特异性转移因子，白细胞介素－2及干扰素等。若为复杂、时间较长的手术或在感染区内的手术，术前48h应开始预防性使用抗生素，可使手术过程中血液内和手术野内保持一定浓度的抗生素，对减少术后切口感染的发生率有一定的作用。

（三）特殊准备

1. 肠道准备

结肠或直肠的手术术前需要遵医嘱进行肠道准备。

（1）口服泻药：术前1天或数天前，根据医生指导口服泻药，如聚乙二醇电解质散、硫酸镁、番泻叶等。这些药物能够促进肠道蠕动，帮助排空肠道。服用泻药期间，可能会出现频繁排便，这是正常现象。需要注意观察大便颜色，直至排出清水样便、无粪渣为止。

（2）灌肠：对于某些手术，如结肠或直肠手术，术前可能需要进行灌肠。灌肠液通常为生理盐水或肥皂水，能够刺激肠道蠕动，进一步清洁肠道。灌肠应在医生的指导下进行，避免自行操作，以免损伤肠道或引起不适。

2. 适应性锻炼

要求特殊体位下手术的患者（如甲状腺手术，术中取头后仰、颈部过伸姿势等），术前2~3天应在医生指导下，进行相应的训练。术后因病情需要较长时间卧床者，术前应进行卧床大小便的练习。

3. 手术部位皮肤准备

病情允许时，患者在术前一晚沐浴清洁皮肤，保持手术部位及周围皮肤的清洁，手术当天早晨不要涂抹乳液等护肤品。

（四）其他准备

1. 手术前夜患者准备

（1）良好的睡眠：保证充足的睡眠，必要时可咨询医生使用轻度安眠药。

（2）放松心情：通过冥想、深呼吸等方式缓解紧张情绪。

2. 着装准备

（1）患者手术当日早晨起来可以刷牙、洗脸，但不要喝水。

（2）应穿着病员服，宽松便于穿脱，要注意保暖。

（3）女性长发患者应将头发梳于头顶，不佩戴任何发饰及首饰。

（4）患者手上如有美甲需处理干净，便于监测生命体征。

（5）老年患者应取下假牙、助听器等物品。

（6）近视眼的患者应摘掉眼镜，也包括隐形眼镜。

（五）实验室检查

术前检查是确保手术安全的必要步骤，通过检查，医生可以了解患者的身体机能状态，发现潜在的问题，避免手术风险。术前检查的目的是保障患者的身体能够承受手术的创伤，以及手术能够顺利进行并且达到预期的效果。术前检查项目众多，但并不是每一种手术都需要进行所有的检查，具体的检查项目需要根据手术的类型、患者的年龄、身体状况、既往病史等因素来决定。

1. 血液检查

术前的血液检查是为了评估患者的血液功能和血液成分，以确保手术的安全性和预防潜在的手术风险。以下是常规的血液检查项目：

（1）血常规检查：包括血细胞计数、血红蛋白浓度、血小板计数等，用于评估患者的贫血、感染风险和止血功能。

（2）凝血功能检查：包括凝血酶原时间、部分凝血活酶时间、血小板功能等，用于评估患者的凝血功能，预防手术过程中出血的风险。

（3）电解质检查：包括钠、钾、钙等离子的测定，有助于评估患者的水电解质平衡，预防手术期间的电解质紊乱。

2. 影像学检查

影像学检查在外科手术中起着重要的作用，它能够提供详细的解剖信息和病变情况，为手术的规划和操作提供有力支持。以下是常见的影像学检查项目：

（1）X线检查：包括胸部 X 线、骨骼 X 线检查等，用于评估患者的胸部状况、骨骼结构等。

（2）CT 扫描：通过多层次的断层扫描，能够提供患者身体各个部位的详细影像信息，有助于评估病变的范围和严重程度。

（3）MRI 检查：利用磁共振原理，能够提供高分辨率的身体影像，对软组织结构的观察更为清晰，适用于脑部和脊柱手术的术前评估。

3. 心电图检查

心电图检查是评估心脏功能和心律的重要方法，对于手术患者来说尤为重要。心电图能够检测到心脏的电活动，为手术的进行提供必要的信息。在术前准备中，心电图检查是不可或缺的一项。

4. 心血管检查

对于要进行心血管手术的患者，术前准备中还需要进行一系列的心血管检查。这些检查有助于评估患者的心血管系统功能，包括心脏结构、心功能和血管状况等。

（1）超声心动图：通过超声波的方式观察和评估患者心脏的结构和功能，包括心脏的大小、室壁运动和瓣膜功能等。

（2）冠状动脉造影：给予患者适当的造影剂，通过 X 线摄影技术来观察心脏冠状动脉的情况，评估血管的狭窄程度和血流情况。

5. 其他检查

除了上述提到的检查项目，术前准备中还可能包括其他特殊检查，根据患者的具体情况进行判断和安排。

（1）肺功能检查：对于要进行胸腔手术的患者，可能需要进行肺功能检查，以评估患者的肺部情况和通气功能。

（2）传染病筛查：有些手术要排除患者患有传染性疾病，因此需要进行传染病筛查，以确保手术的安全性。

对于年龄大于 65 岁、伴有心电图异常或既往有高血压、冠心病、糖尿病病史，或既往有肺气肿、慢性支气管炎、哮喘等呼吸系统疾病史，以及有影响肺功能的其他系统疾病史的患者，需要请相关科室会诊，给予检查治疗建议，共同了解患者能否耐受手术。

除各科室择期手术术前的常规检查项目外，实际工作中可根据患者的年龄、病种、病情等具体情况增加检查项目，如怀疑肿瘤应检查肿瘤标志物、CT 扫描等，怀疑先天性心脏病应做心脏彩超检查等。对于异常的辅助检查结果，应及时予以复查，并通知相应的科室进行会诊，记录并进行相应的治疗，以评价能否适应手术。

（六）手术知情同意

手术风险知情同意制度是为了保障患者在接受手术前充分了解手术风险，并确保患者决策的自主性和知情性，从而达到医患双方的合作与信任。该制度在医疗领域具有重要意义，有助于确保医疗事故的风险最小化，提升医疗质量。

1. 手术知情同意的作用

（1）提高患者知情程度：手术风险知情同意制度要求医生向患者详细解释手术的风险、可能的并发症以及治疗效果，使患者全面了解手术的潜在风险。

（2）保护患者自主权：患者有权了解手术的风险并进行选择。手术风险知情同意制度强调医生在手术前应详细向患者介绍手术的利弊，并尊重患者的决策权力。

（3）促进医患合作与信任：通过手术风险知情同意制度的实施，医生与患者之间的沟通和互动将得到增强，有助于建立医患之间的合作关系和信任，提高医疗服务的质量。

2. 手术知情同意的执行步骤

（1）医生与患者面谈：医生与患者进行面谈，详细解释手术的目的、过程、风险和可能的并发症。

（2）提供书面资料：医生应向患者提供相关的书面资料，包括手术的详细信息、风险和并发症的说明等。

（3）患者签署同意书：患者在充分了解手术风险后，应签署手术风险知情同意书，确认自愿接受手术。

3. 手术知情同意的注意事项

（1）使用简明扼要的语言：医生在向患者解释手术风险时，应使用简明扼要的语言，避免使用专业术语，以确保患者充分理解。

（2）确保真实和可证实：医生提供的手术风险信息应确保真实性，并且能够通过可信的来源进行证实，避免引入不能核实的内容。

（3）重视患者的疑虑和问题：医生应耐心倾听患者的疑虑和问题，并提供详尽的解答，以帮助患者做出明智的决策。

（七）麻醉评估

麻醉评估是手术前至关重要的一个环节，由专业的麻醉医生负责执行。这一过程的目的是全面、细致地评估患者的身体状况，确定麻醉风险，并选择最适合患者的麻醉方式，以确保手术过程的安全与舒适，为患者的康复奠定良好的基础。

1. 病史询问

麻醉医生会详细询问患者的病史，包括既往手术史、麻醉史、过敏史、慢性疾病（如高血压、糖尿病、心脏病等）、药物使用情况等。

了解患者是否有吸烟、饮酒等不良生活习惯，以及这些习惯对麻醉和手术可能产生的影响。

2. 体格检查

对患者进行全面的体格检查，包括心率、血压、呼吸频率、体温等生命体征的测量。检查患者的气道情况，如口腔、鼻腔、咽喉部的结构，评估插管难度。评估患者的心肺功能，如心脏听诊、肺部听诊等，以判断患者是否能耐受麻醉和手术。

3. 实验室检查

患者的血常规、尿常规、电解质、肝肾功能、心电图等实验室检查，有助于麻醉医生更全面地了解患者的身体状况，评估麻醉风险。

4. 麻醉风险评估工具

麻醉医生可能会使用特定的麻醉风险评估工具，如 ASA（美国麻醉医生协会）分级标准，来对患者的麻醉风险进行量化评估，选择合适的麻醉方式，如全身麻醉、局部麻醉或区域麻醉等。

（八）术前访视

术前访视是手术室护理的重要环节，通常由手术室护士在手术前对患者完成访视。

1. 术前访视的目的

（1）收集患者信息：通过观察、交谈、查阅医疗和护理病历等手段，收集患者生理、心理、社会文化等方面的资料。了解患者的一般情况、手术史、药物过敏史等，为手术做好充分的准备。

（2）评估患者状态：评估患者的心态，了解患者对手术的恐惧和焦虑程度。通过体格检查，了解患者的身体状况，确保患者处于适合手术的状态。

（3）制订护理计划：根据收集到的患者信息，制订个性化的护理计划。包括术前的特殊准备措施、饮食指导、药物管理等方面，确保患者以最佳状态迎接手术。

（4）增强患者信心：通过与患者沟通，解答患者对手术的疑问，增强患者对手术的信心。介绍手术的注意事项，使患者对手术有初步认识，缓解术前紧张、焦虑和恐惧的心理。

（5）建立良好的医患关系：通过术前访视，加强医护人员与患者的沟通，建立良好的医患关系。有助于患者在手术中更好地配合医护人员，提高手术的成功率。

2. 术前访视的内容

（1）患者基本信息：患者的姓名、性别、年龄、科室、床号等基本信息。患者的诊断、拟定手术名称、麻醉方式等。

（2）病史询问：了解患者的一般病史，包括现病史、既往史、家族史、药敏史等。询问患者是否有其他疾病，如高血压、糖尿病、心脏病等，以及这些疾病的治疗情况和药物使用情况。

（3）体格检查：对患者进行必要的体格检查，如测量血压、心率、呼吸频率、体温等生命体征。检查患者的气道情况、心肺功能等，评估患者是否能耐受麻醉和手术。

（4）术前准备指导：向患者介绍手术前的准备事项，如禁食与禁水的时间、个人卫生要求、穿着要求等。提醒患者手术当天需要携带的物品，如病历、检查报告、身份证件等。

（5）心理支持：倾听患者的担忧和疑虑，给予患者心理上的支持和安慰。介绍手术团队和手术室环境，减轻患者的紧张和恐惧情绪。

（6）术前访视的时间安排：术前访视一般安排在手术前一日下午至当天 20:00 前，避免影响患者休息。访视时间一般为 10~20min。

（九）手术室日程安排的管理方法

1. 准时开始手术

每天第一台手术要准时开始，这对维持手术室的基本节奏至关重要。如从第一台手术就开始延迟，将会影响到全体工作人员的情绪和该手术间的使用效率。

手术准时开始取决于很多因素。患者必须尽早来到医院，完成术前准备，并配合所有术前医嘱（禁食、药物治疗、实验室检查）的执行。术前或进入手术室的过程必须组织化，工作人员充足，确保有充裕的时间安置患者，并让患者与外科医生和麻醉医生见面。手术室护士必须准备好手术间和器械。麻醉医生需要检查手术间内的麻醉设备，准备药品，完成病历以及建立静脉通路和其他所需准备。

2. 手术室做好协调配合

在手术实施时间上做出详细的制度，制订手术时间的标准和准确率，做到各项工作有明确的目标、步骤和方法，从而提高手术室的时间利用率。

3. 利用手术安排表医护人员可预见性及时参加手术

工作日的手术由手术科室前一日 12：00 前提出手术申请，手术室护士长或专门的排班人员根据不同科室提出的患者手术时间进行相应的手术排台，同时也会根据患者的身体情况与主刀医生沟通后调换顺序。每日于下班前在电脑上公布次日的手术安排情况，手术室及时打印、粘贴后供大家浏览。内容包括：科别、姓名、性别、年龄、疾病诊断、手术方式、手术时间、手术房间、麻醉人员和配合护士等信息，供每一位参加手术的手术医生和护士查询，确保能按时到手术室参加手术。周一的手术由护士长或专门的排班人员在周日进行安排。

综合性医院急诊手术较多，需要每日安排一到两个手术间应付急诊手术，有效地缓解急诊手术的安排，若急诊手术房间都被占用后，所遵循的原则是：急诊手术可优先安排在任何可用的手术间，但最好是哪个科室的急诊手术安排在哪个科室择期手术之前，同时将急诊手术进行适当分类，也有助于确定该手术是否要安排到其他择期手术之前，一般而言有择期手术的主刀医生都会同意自己科室的急诊手术，可以再等 1~2h。总之，要充分与医生做好沟通工作，确保急诊患者的安全。

4. 多重核对

确保在患者进入手术室之前，有专门人员进行初次核对，随后手术室护士和麻醉医生也会进行再次核对，从而避免患者身份和病历信息的错误。具体包括确认患者的手术部位准备情况、携带的药物、拍摄的影像资料，以及检验结果等信息。只有在所有信息经过准确无误的核对后，患者才会被直接带入手术间。

5. 尽量缩短接台时间

接台时间的安排即从上一台手术患者离开手术室到下一个患者进入手术间。根据手术前一日的安排，做好手术材料、仪器设备等的准备工作。

加强医护人员提高手术效率的责任感，增强工作时间成本效率意识，同时加强专科手术业务能力的培训，避免医护人员因为技术不熟练，工作作风懒散，造成手术时间的延误。

6. 制订符合实际的手术时间标准，合理安排手术

准确预测手术时间，提高手术时间的预见性可以提高手术资源使用效率并节约成本，减少手术资源的浪费，这也是提高手术效率的基础。一方面，外科医生对手术时间预测比较准确，手术护士与外科医生可以共同估计手术总时间，包括准备时间、手术患者进出手术室时

间、手术后的消耗时间。另一方面，根据麻醉医生控制的时间，以及手术准备室和麻醉复苏室的利用，对手术室的高效率运转有很重要的作用；外科医生控制的时间、手术护士控制的时间共同估计获得手术基本时间标准，根据该标准可以合理地安排准确的手术时间。

7. 及时发现、分析和纠正延误手术时间的原因

手术室、麻醉科和手术科室之间难免存在一定的沟通问题，因此，良好的手术室管理不仅需要关注手术室的内部运行，也需要各个部门之间的协调运作。手术护士和麻醉医生术前访视患者，了解患者情况并进行手术相关知识的宣教，使手术患者积极配合术前各项准备工作，核实手术患者的术前各项检查，血液术前准备情况，了解医生手术工作安排计划和麻醉方式的要求，及时纠正延误手术时间的各项因素，以保证手术能够按时进行。

8. 保证手术时间的相关连续性与弹性

根据手术难易程度、手术设备仪器的使用情况、手术间的利用情况、手术工作人员的工作流程等充分利用现有资源合理安排手术。保持各项工作的连续性，提高时间效率。同时，根据具体工作中的特性进行人力、物力资源弹性调整，如弹性排班等保证各时间段的工作量和手术量，使手术室的工作效率得到最大化的提高和利用。

（十）手术室日程安排原则

手术前一日，医生根据科室手术安排提报至手术室。手术室会有专人依据各科室的手术申请，统筹进行手术顺序和手术间的排班。

手术排序原则是一个综合考虑多方面因素的复杂过程。它旨在确保每台手术都能高效、安全、有序地进行，同时最大限度地保护患者的利益和安全。在实际操作中，手术室会根据当天的具体情况和患者的具体需求，灵活运用这些原则进行手术排序。

1. 紧急程度

根据病情的紧急程度来安排，急诊手术优先，择期手术灵活安排。

（1）急诊手术优先安排。

定义：急诊手术是指患者病情紧迫，经医生评估后认为需要在最短的时间内手术，否则就会有生命危险的手术，如肝脾破裂、卵巢扭转、宫外孕等。

排序原则：急诊手术优先安排，走绿色通道，尽快进行。如果有多台急诊手术，会根据手术的轻重缓急进行合理安排。

（2）择期手术灵活安排。

定义：择期手术是指在限定时间内灵活安排的手术，手术推迟一点也不会影响患者的治疗效果，如关节置换、心脏搭桥等。

排序原则：择期手术根据手术室的调度、患者的病情、医生的手术日等多种因素综合安排。

2. 患者病情

（1）综合考量患者病情的危重程度。

考量因素：基础疾病多、病情重、麻醉风险高的手术优先安排。

（2）综合考量患者手术的复杂程度。

考量因素：手术复杂、难度大的手术优先安排。这样医生可以以充沛的体力和精力去应对术中的变数，并方便术中出现问题时调动各科室的力量进行会诊。

3. 患者年龄因素

（1）特殊考虑：有些情况特殊安排，如儿童代谢快，不耐饥饿；老年人存在年老体弱的问题，各器官功能下降，长时间的禁食容易引起血流动力学紊乱、内环境失衡，甚至虚脱、休克，以上情况都要特别安排。

（2）排序原则：一般情况下，老年人和儿童的手术会优先考虑排在前面。

4. 手术切口分级及感染因素

（1）根据手术切口分级安排手术。

分级标准：

Ⅰ类（清洁伤口）：手术未进入炎症区，未进入呼吸、消化及泌尿生殖道，以及闭合性创伤手术符合上述条件者，如甲状腺切除、关节置换、心脏搭桥等手术。

Ⅱ类（清洁-污染伤口）：手术进入呼吸、消化或泌尿生殖道但无明显污染，如无感染且顺利完成的胆道、胃肠道、阴道、口咽等部位的手术。

Ⅲ类（污染伤口）：新鲜开放性创伤手术；手术进入急性炎症但未化脓区域；胃肠道内容有明显溢出污染；术中无菌技术有明显缺陷（如开胸心脏按压）者，如阑尾炎、胆囊炎、肛瘘等疾病的手术。

Ⅳ类（感染伤口）：有失活组织的陈旧创伤手术；已有临床感染或脏器穿孔的手术。如患者的化验室检查结果为表面抗原阳性、丙肝抗体阳性、梅毒抗体阳性，或者患有结核、SARS（传染性非典型性肺炎）等传染性疾病，又或者患者已经存在伤口的感染等。

（2）根据感染因素安排手术。

无菌要求：按照无菌切口、污染切口、感染切口的顺序安排手术。

感染控制：有感染疾病的患者手术结束后，需要对手术间进行严格的终末消毒，因此会安排在无感染患者手术的后面，或者最后一台进行。

5. 其他因素

（1）医生手术日：每个主刀医生都有固定的手术日，手术室会在这一天给该医生安排手术。如果不是该医生的手术日，他可能需要接台手术。

（2）科室安排：部分科室有自己的安排原则，例如会根据住院号或入院时间进行手术顺序的安排。

（3）患者因素：如患者术前准备不完善，患者家属未及时到场，患者术前偷偷进食，患者过度紧张导致血压、血糖升高等情况，都可能导致手术临时推迟或调整。

第五章　常规手术流程

手术，对于许多患者来说，既是一个治疗疾病的重要过程，也是一段充满未知的旅程。手术当日的每一个步骤都至关重要，关乎着患者的健康与安全。下面，我们就来详细解析一下手术当日的流程，让大家对手术有一个更加全面、深入的了解。

一、专人至病房接患者

手术当日清晨，当第一缕阳光洒进病房时，手术室的医护人员已经整装待发。他们会根据手术安排，提前来到患者的病房，准备接患者前往手术室。

在接患者之前，医护人员会与病房的护士进行简短的交接，了解患者的病史、病情以及术前的准备情况。同时，他们还会核对患者的身份信息，确保接走的是正确的患者。

接患者时，医护人员会尽量保持温和、亲切的态度，用简单易懂的语言向患者解释接下来的流程，缓解患者的紧张情绪。然后，他们会协助患者躺上平车，盖好被子，确保患者在转运过程中舒适、安全。

二、患者到手术室

患者被推进手术室后，首先迎接他们的是手术室的护士。护士会再次核对患者的身份信息，包括姓名、性别、年龄、病历号等，确保患者与手术通知单上的信息一致。

核对无误后，护士会为患者开通静脉通道。这是为了方便手术过程中输液、输血或给予其他药物。

三、开始手术安全核查

静脉通道开通后，手术间的巡回护士会接患者至相应的手术室进行手术安全核查。

手术安全核查指在麻醉实施前、手术开始前和患者离开手术室前，由麻醉医生主持，具有执业资质的手术医生和手术室护士参与，对患者身份、手术部位、手术方式等进行多方参与核查，目的是保障患者的安全。

手术患者均应佩戴标示有患者身份识别信息的标识以便核查。鼓励清醒的患者全程参与手术安全核查，全身麻醉患者在麻醉实施前也要参与手术安全核查。

四、实施麻醉

手术安全核查通过后，麻醉医生开始为患者实施麻醉。根据手术类型和患者的身体状况，麻醉医生会选择合适的麻醉方式，如全身麻醉、局部麻醉等。麻醉过程中，麻醉医生会密切监测患者的生命体征，确保麻醉的安全性和有效性。

五、摆放体位

麻醉生效后，手术室护士和医生会协助患者摆放成手术所需的体位。不同的手术部位和手术方式需要不同的体位，如仰卧位、侧卧位、俯卧位等。

摆放体位时，医护人员会确保患者的身体各部位处于舒适、安全的状态，避免压迫神经、血管等重要组织。同时，他们还会用约束带或沙袋等物品固定好患者的身体，防止手术过程中患者移动或坠床。

六、实施手术

一切准备就绪后，手术医生就会开始实施手术。他们会根据手术计划和术前讨论的方案，逐步进行切开、分离、切除、修复等操作。

手术过程中，医生需要保持高度的专注力和精细的操作技巧。他们必须小心谨慎的操作，避免损伤正常的组织和器官。同时，他们还需要密切监测患者的生命体征和手术进展情况，及时调整手术方案和处理术中出现的各种情况。

手术室护士和麻醉医生也会全程配合手术医生的工作，确保手术的顺利进行。护士会负责传递器械、敷料等用品，保持手术视野的清洁和无菌；麻醉医生则会继续监测患者的生命体征，确保麻醉效果的稳定和患者的安全。

七、手术结束

当手术结束时，医护人员会再次核对患者的身份信息和手术部位的标识，麻醉苏醒后将患者安全地护送至麻醉苏醒间或病房。

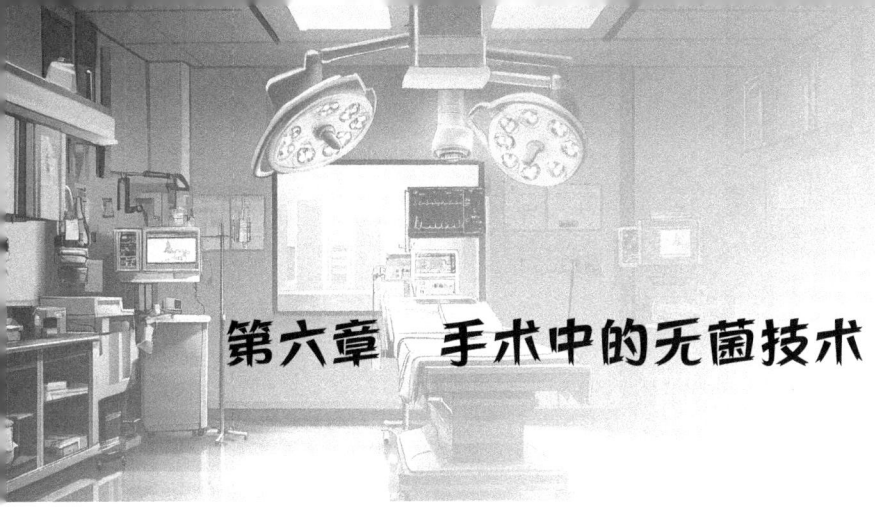

第六章 手术中的无菌技术

在实际手术过程中，无菌技术贯穿于手术的每一个环节。从手术人员的准备、手术器械和物品的无菌处理，到手术区域的无菌处理，再到手术过程中的无菌操作，都需要严格遵守无菌原则。

无菌技术的有效执行，对于降低手术感染风险、提高手术成功率具有重要意义。它不仅能够保障患者的手术安全，还能够缩短患者的住院时间、减少医疗费用，提高医疗质量。

一、手术人员的准备

1. 外科手消毒

外科手消毒（surgical hand antisepsis）是指外科手术前医护人员用皂液和流动水洗手，再用手消毒剂清除或者杀灭手部暂居菌和减少常居菌的过程。使用的手消毒剂常具有持续抗菌活性。

这一过程旨在：清除或者杀灭手表面暂居菌，减少常居菌。抑制手术过程中手表面微生物的生长，减少手部皮肤细菌的释放。防止病原微生物在医护人员与患者之间的传播，降低手术过程中由于手套的刺破或破损而导致细菌侵入手术区域的风险，从而有效预防手术部位感染的发生。

暂居菌是寄居在皮肤表层、常规洗手很容易被清除的微生物。而手消毒剂是用于清除残留于手部皮肤上的细菌的产品，主要攻击目标是暂居菌和部分常居菌，常见的手消毒剂包括乙醇、氯己定、碘伏等。

进行外科手消毒时，通常会在配置有感应式水龙头、清洁剂、干手物品、消毒剂等物品的洗手池旁进行，且墙上还配有洗手流程及说明示意图，便于检查洗手规范。

此外，外科手消毒还应遵循以下原则：先洗手，后消毒。不同患者手术之间、手套破损或手污染时，应重新进行外科手消毒。

总的来说，外科手消毒是外科手术前至关重要的一步，它直接关系到手术的成功率和患者的健康安全。因此，医务人员必须严格按照规范进行外科手消毒，以确保手术的安全和顺利进行。

2. 穿无菌手术衣

无菌手术衣是指定用于手术室规范环境下的无菌服装。无菌手术衣有三对系带：领口一对系带；左叶背部与右叶内侧腋下各一系带组成一对；右叶宽大，能包裹术者背部，其上一系带与腰部前方的腰带组成一对。

准备阶段：选择合适大小、无破损的无菌手术衣。确保手术室内环境清洁、无菌，并符合手术要求。

取手术衣：从无菌包或无菌容器中取出手术衣，注意保持手术衣的无菌状态。检查手术衣是否有破损或污染。

穿衣步骤：手持手术衣衣领，轻轻抖开手术衣，避免污染。

将手术衣轻轻抛起，双手同时插入衣袖内，注意保持双手在袖口以上位置，避免污染。由巡回护士协助系好背后的衣带，并适当调整手术衣的松紧度，确保手术衣紧贴身体，但不过紧。

整理阶段：调整手术衣的领口和袖口，确保它们紧密贴合，防止细菌进入。确保手术衣的下摆覆盖住手术部位，并避免与地面或其他非无菌物品接触。双手保持无菌状态，避免触碰手术衣的非无菌部分。

注意事项：在穿手术衣的过程中，要始终保持无菌观念，避免污染手术衣。如果手术衣被污染或破损，应立即更换新的无菌手术衣。

穿衣过程中，如果手套被污染或破损，也应立即更换新的无菌手套。

手术后，应将手术衣脱下并妥善处理，避免再次使用或污染其他物品。

特殊情况处理：如果手术时间较长，需要更换手术衣时，应在保持无菌状态的前提下进行更换。在手术过程中，如果手术衣被血液、体液等污染，应立即更换新的无菌手术衣。

通过以上操作，可以确保手术过程中手术衣的无菌状态，从而降低手术部位感染的风险。同时，医护人员也应严格遵守无菌操作原则，确保手术的安全性和有效性。

3. 无接触式戴无菌手套

无接触式戴无菌手套（closed gloving/non-contact gloving）是指手术人员在穿无菌手术衣时手不露出袖口独自完成或由他人协助完成戴手套的方法。

避免污染：尚未戴无菌手套的手只允许接触手套套口向外翻折的部分，不能碰到手套的外面；已戴一只手套的手不可接触另一手套的内面和未戴手套的手。同时，避免手套外部表面接触到非无菌物品。

检查手套：在佩戴前和佩戴过程中，要检查手套是否有破损或疑似污染，若有应立即更换新的无菌手套。

保持干燥：在佩戴手套时，避免接触到水，以免导致手部出现感染的情况。

4. 特殊情况处理

手套破损：若在使用过程中发现手套破损，应立即停止操作，更换新的无菌手套。

更换手套：若需要更换手套，应按照规定的流程进行手部清洁和消毒，然后再重新戴无菌手套。

通过以上步骤和注意事项，可以确保戴无菌手套的正确性和安全性，从而维护无菌操作环境，防止交叉感染。

二、手术器械和物品的准备

1. 灭菌消毒

手术室内所有使用的手术器械、手术物品，都必须经过严格的消毒、灭菌处理。这包括高压蒸汽灭菌、化学消毒等方法，确保这些物品在手术过程中保持无菌状态。

2. 无菌包装和保存

经过灭菌处理的物品，应存放在无菌容器或包装内，防止在存放过程中受到污染。

三、手术区域的准备

1. 铺置无菌器械台

使用无菌单建立无菌区域、建立无菌屏障，防止无菌手术器械及敷料再污染，最大限度地减少微生物由非无菌区域转移至无菌区域；同时可以加强手术器械管理。正确的手术器械传递方法，可以准确、快速地配合手术医生，缩短手术时间，降低手术部位感染，预防职业暴露。

2. 铺置无菌器械台注意事项

洗手护士穿无菌手术衣、戴无菌手套后，方可进行器械台整理。未穿无菌手术衣及未戴无菌手套者，手不得跨越无菌区及接触无菌台内的一切物品。

铺置好的无菌器械台原则上不应进行覆盖。无菌器械台的台面为无菌区，无菌单应下垂台缘下 30cm 以上，手术器械、物品不可超出台面。保持无菌器械台及手术区整洁、干燥。无菌单如果浸湿，应及时更换或重新加盖无菌单。

移动无菌器械台时，洗手护士不能接触台缘平面以下区域。巡回护士不可触及下垂的无菌单。洁净手术室建议使用一次性无菌敷料，防止污染洁净系统。无菌包的规格、尺寸应遵循《医疗机构消毒技术规范》。

3. 皮肤消毒

手术开始前，需要对手术区域的皮肤进行严格消毒。这通常使用碘酊、酒精等消毒剂，按照规定的范围和步骤进行涂擦，确保手术区域皮肤的细菌数量降到最低。

（1）皮肤消毒目的：为医院医务人员正确进行患者手术区消毒提供指导建议。清除手术切口处及其周围皮肤上的暂居菌，并抑制常居菌的移动，最大限度地减少手术部位相关感染。

（2）皮肤消毒的方式：环形或螺旋形消毒用于小手术野的消毒。平行形或叠瓦形消毒用于大手术野的消毒。离心型消毒应从手术野中心部开始向周围涂擦。向心型消毒用于污染手术、感染伤口或肛门、会阴部消毒，应从手术区外周清洁部向感染伤口或肛门、会阴部涂擦。以原切口为中心，自上而下，自外而内进行消毒。

（3）消毒注意事项：易燃消毒剂属于危化品类，按照国家危化品管理规范存放。常用皮肤消毒是用 2%~3% 碘酊涂擦手术区，待其干燥后以 75% 医用酒精涂擦 2~3 遍；或使用 0.5%~1% 碘伏直接涂擦手术区至少 2 遍。消毒前检查消毒区皮肤：是否清洁，有破口或疖肿者应立即告知手术医生。检查消毒剂：名称、有效期、浓度、质量、开启时间。

（4）防止损伤皮肤：消毒剂使用量适度，不滴为宜，应注意相关部位用垫巾保护。消毒工作应在麻醉完成后（除局部麻醉）、体位安置妥当后进行。确认消毒质量范围符合手术部位要求、涂擦均匀无遗漏，皮肤皱褶、脐、腋下处的消毒规范，消毒液未渗漏床面。结肠造瘘口患者皮肤消毒前应先将造瘘部位用无菌纱布覆盖，使之与手术切口及周围区域相隔离，再进行常规皮肤消毒，最后再消毒造口纱。烧伤、腐蚀或皮肤受创伤患者应先用生理盐水进行皮肤冲洗准备。注意观察消毒后的皮肤有无不良反应。

4. 铺无菌布单

消毒后的手术区域需要铺置无菌布单，以隔离外界环境中的微生物。无菌单应覆盖手术区域及其周围的一定范围，形成一个相对无菌的环境。在手术切口或其他有创操作部位铺置无菌手术单，显露所需的最小皮肤区域，建立无菌屏障，为医护人员临床操作提供指导性建议。

铺单范围：既要显露手术切口，又要尽量减少切口周围皮肤的暴露，手术切口无菌单距离手术切口 2~3cm 以内铺置。手术铺单上方头端覆盖麻醉头架、下方脚端覆盖手术单应悬垂至手术床左右床缘 30cm 以上。

操作要点：传递手术切口巾时，手术医生未戴无菌手套的手不可触及洗手护士的手。手术医生铺切口无菌单后，再次进行外科手消毒，穿无菌手术衣、戴无菌手套后与洗手护士铺置其他层次的无菌手术单。

洗手护士传递手术单时需手持单角，向内翻转遮住手背，不可暴露在手术单外。打开无菌手术单时不可触及操作者腰以下的无菌手术衣。

不可随意移动已铺置的无菌手术单，如需移动只能向切口外移。

应遵循先污后洁的原则：先铺相对不洁区（如下腹部、会阴部），最后铺靠近操作者的一侧。

铺单操作要点：须将 4 块治疗巾覆盖切口四周，交角固定。也可一次铺下一块长方形孔巾形成无菌区。

铺无菌单：遵循先头侧后足侧的原则铺置，覆盖四周，交角固定。也可以一次铺下一块长方形孔巾形成无菌区。遵循先头侧后足侧的原则铺置，覆盖麻醉头架及足侧，悬垂至手术床左右床缘 30cm 以上。

手术切口周围及器械托盘至少覆盖 4~6 层无菌手术单，其他部位至少 2 层。

四、手术过程中的无菌操作

1. 限制人员流动

手术室内的人员应尽量减少走动，避免引起微风，以减少空气中病原体的传播。

2. 避免污染

手术人员应严格遵守无菌操作规程，如避免用手直接接触手术区域、避免跨越无菌区等。如果手套破损或接触到有菌的地方，应立即更换。

3.正确传递物品

手术过程中，器械和物品的传递应遵循无菌原则。例如，不可在手术人员背后传递器械及手术用品，手术人员也不要伸手自取。

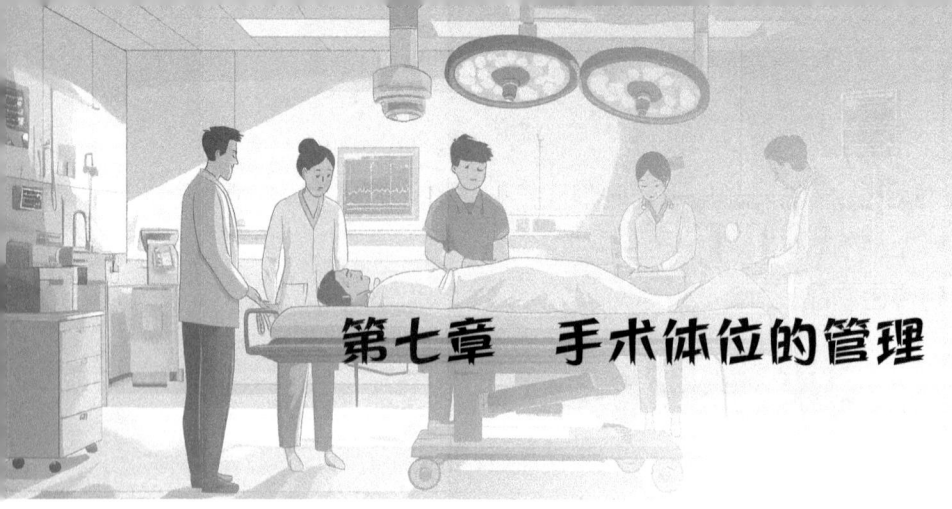

第七章　手术体位的管理

标准手术体位是由手术医生、麻醉医生、手术室护士共同确认和执行的，一般根据生理学和解剖学知识，选择正确的体位设备和用品，充分暴露手术视野，确保患者的安全与舒适。标准手术体位包括仰卧位、侧卧位、俯卧位，其他手术体位都是在标准体位基础上演变而来。

一、手术体位的重要性

手术体位的选择对手术的顺利进行和患者的安全至关重要。一个合适的手术体位有以下优势：

1. 充分暴露手术视野

使手术医生能够清晰地看到手术部位，便于操作。

2. 减少手术难度

通过调整患者的体位，可以简化手术步骤，缩短手术时间。

3. 保护患者安全

避免手术过程中对患者造成不必要的损伤，如神经、血管、肌肉等组织的损伤。

4. 确保患者舒适

合理的体位可以减轻患者的不适感，降低手术过程中的应激反应。

二、常见的手术体位

1. 仰卧位

特点：患者头部放于枕上，双臂置于身体两侧或自然伸开，双腿自然伸直的一种体位。根据手术部位及手术方式的不同摆放各种特殊的仰卧位，包括头（颈）后仰卧位、头高脚低仰卧位、头低脚高仰卧位、人字分腿仰卧位等。

适用范围：适用于头部、颈部等手术，以及下肢、腹部等手术。

2. 俯卧位

特点：患者俯卧于床面、面部朝下、背部朝上、保证胸腹部最大范围不受压、双下肢自然屈曲的手术体位。

适用范围：适用于头颈部、背部、脊柱后路、盆腔后路、四肢背侧等部位的手术。

3. 侧卧位

特点：患者向一侧自然侧卧，头部侧向健侧方向，双下肢自然屈曲，前后分开放置。双臂自然向前伸展，患者脊柱处于水平线上，保持生理弯曲的一种手术体位。在此基础上，根据手术部位及手术方式的不同，摆放各种特殊侧卧位。

适用范围：适用于肺、食管、肩部、髋关节等手术。

4. 截石位

特点：患者仰卧，双腿放置于腿架上，臀部移至床边，最大限度地暴露会阴部，多用于肛肠手术和妇科手术。

适用范围：会阴部及腹会阴联合手术。

三、手术体位安置原则

在减少对患者生理功能影响的前提下，充分显露手术视野，保护患者隐私。

1. 保持人体正常的生理弯曲及生理轴线

维持各肢体、关节的生理功能体位，防止过度牵拉、扭曲及血管神经损伤。

2. 保持患者正常状态

保持患者的呼吸通畅与循环稳定。

3. 注意分散压力

防止局部长时间受压，保护患者皮肤完整性。

4. 正确约束患者

松紧度适宜（以能容纳一指为宜），维持体位稳定，防止术中移位、坠床。

四、手术体位摆放流程

1. 术前评估

根据手术通知单和患者的具体情况，评估所需的手术体位和所需物品。

2. 准备物品

根据手术体位的要求，准备相应的体位垫、支撑物、约束带等物品。

3. 摆放体位

在手术医生的指导下，由手术室护士和麻醉医生共同协作，将患者摆放成所需的手术体位。

4. 检查确认

摆放体位后，应仔细检查患者的体位是否稳定、舒适，有无受压部位，呼吸道是否通畅等，并确认无误后方可进行手术。

五、不同体位易受压部位

仰卧位主要受压部位包括枕骨隆突、肩胛部、脊柱棘突隆起处、肘部、骶尾部以及足跟部。

俯卧位主要受压部位包括耳部、面颊部、肩峰部、胸肋部（女性乳房部）、肘部、髂脊、耻骨联合部（男性生殖器）、膝部以及足趾部。

侧卧位主要受压部位包括耳部、肩部、肘部、大转子部、膝关节内外侧髁以及踝部。

截石位主要受压部位包括头枕部、肩胛部、骶尾部、腘窝、肘部以及足跟部。

六、预防手术中压力性损伤发生采取的措施

1. 术前准备

（1）风险评估：使用标准化评估工具，如 CORN 量表等，对患者进行压力性损伤风险评估。评估内容应涵盖患者的一般健康状况、皮肤状态、手术预计时长、麻醉方式等。

（2）术前访视：特别关注患者的年龄、营养状况、疾病状态等，识别高危人群。

（3）皮肤护理：保持受压部位皮肤清洁干燥，避免潮湿和皱褶。对于高风险患者，可提前使用预防性敷料。对于预计手术时间较长的患者，术前可以进行适当的体位训练，以提高其耐受能力。

（4）体位垫准备：根据手术需要准备合适的体位垫，如啫喱垫、硅胶垫、海绵垫、软枕、安普贴等，以保护受压部位皮肤。

2. 术中管理

（1）正确安置体位：遵循人体工程学原理，确保患者处于舒适且功能位的体位，避免过度牵拉或压迫。

不同体位（如仰卧位、侧卧位、俯卧位、半卧位、截石位）下，应特别关注易受压部位，如枕骨粗隆、肩胛骨、肘部、骶尾部、足跟等，并使用体位垫减轻压力。

（2）定时变换体位：在不影响手术操作的前提下，尽可能定时调整患者体位，以减轻局部压力。

调整手术床的角度，如抬高床头时角度不超过30°，避免增加患者头部和颈部的压力。

（3）使用防护用具：合理使用体位垫、防压贴等防护用具，减少接触面组织的压力。避免使用橡胶圈等可能增加软组织损伤的物品。

可以在受压部位喷涂液体敷料等，形成保护膜，缓解受压皮肤的压力、摩擦力，同时保持皮肤干燥。

（4）保温措施：将室温控制在21℃~25℃，湿度调至30%~60%，避免体温降低后引起躯体的血液循环不良，从而增加术中压力性损伤的风险。

使用温热冲洗液，避免冷刺激引起血管收缩，影响血液循环。对于中高风险患者，可采用体表加温、输注液体和血制品加温等主动升温方法。

（5）保持循环稳定：密切监测术中出血量及血压变化，及时采取措施维持循环稳定。

对于可能发生大量出血的患者，提前建立多条静脉通道，以便快速补充液体和血制品。合理调节输液速度，避免因过快或过慢而导致的循环波动。

3. 术后护理

（1）术后检查：手术结束后立即翻身查看患者受压部位皮肤情况，记录并评估有无新发压力性损伤或原有损伤加重。

（2）详细交接：与病房护士详细交接手术体位、持续时间、受压皮肤情况及采取的预防措施、术中出血量、生命体征等信息。

（3）持续观察：术后继续观察患者受压部位皮肤情况，如有异常及时处理。鼓励患者摄入富含蛋白质和维生素的食物，促进组织修复。根据患者病情和皮肤耐受度，定时翻身，避免长时间保持同一体位。

4. 其他注意事项

避免过度牵拉和压迫。在安置体位时，注意避免过度牵拉患者的肢体和皮肤，防止因牵拉导致的损伤。对于易受压部位，如枕部、双侧肩胛部、骶尾部、腘窝部等，应特别关注并妥善保护。

5. 加强医护人员培训

提高医护人员对压力性损伤预防的认识和重视程度。定期进行相关培训，使医护人员掌握正确的预防措施和操作技巧。

6. 患者及家属参与

向患者及家属讲解压力性损伤的风险及预防措施，鼓励其参与减轻压力的干预措施。提醒患者及家属在术后继续关注患者皮肤状况，如有异常及时联系医护人员。

通过术前充分准备、术中精细操作、术后细致护理以及综合预防措施的实施，可以有效降低手术中压力性损伤的发生率。医护人员应提高警惕，加强培训，确保每位患者都能得到安全、有效的手术治疗。

第八章　麻醉的奥秘

"麻醉"一词源于希腊文，顾名思义，"麻"为麻木、麻痹、昏迷、感觉（包括痛觉、知觉）的缺失，"醉"为酒醉昏迷、知觉、意识缺失。麻醉的临床定义旨在人为地消除痛觉以利于手术安全顺利进行。其基本要求是有效地消除疼痛和不适感，并使局部肌肉松弛，便于手术操作，同时是安全、可逆和易于恢复的。

随着现代外科学和麻醉学的发展，麻醉学范畴已经不仅仅限于麻醉镇痛，而是涉及麻醉前、麻醉后整个围手术期的准备与治疗，监测手术麻醉时重要生理功能的变化，调控和维持机体内环境的稳态，维护患者生理功能，为手术提供良好的条件，为患者安全度过手术期提供保障。此外，麻醉医生还承担危重患者复苏急救、呼吸治疗、休克治疗、疼痛治疗等诸多方面的工作。

一、有趣的麻醉学发展史

虽然麻醉学的发展历史非常悠久，但这一学科的形成是从 19 世纪中期开始的，直到 20 世纪中期才真正完整地建立起来。

1. 古代麻醉学

麻醉的发现与萌芽自古巴比伦、古希腊、古埃及时代起，就有将大麻、曼陀罗花用于医治牙痛和手术疼痛的记载，甚至有通过放血使患者意识丧失等方法来进行外科手术。古时的区域麻醉是通过压迫神经干（神经缺血）或使用冷冻（冷冻止痛）来完成的。古时候没有麻醉医生，因此评价一名外科医生是否成功的主要标准就是手术速度。

在我国的春秋战国时期，《黄帝内经》就记载有针刺治疗头痛、牙痛、耳痛、腰痛、关节痛和胃痛等内容，扁鹊是这一时代的名医；东汉末年的华佗（145—208 年）曾用酒冲服麻沸散，使人全身麻醉后施行剖腹手术。

2. 近代麻醉学

临床麻醉学的形成从 19 世纪开始，乙醚等全身麻醉药陆续成功地应用于外科手术，这是近代麻醉学的开端。1846 年 10 月 16 日，美国的莫顿（Morton）医生在波士顿首次公开演示使用乙醚进行全身麻醉，取得巨大成功。1847 年，英国产科医生辛普林（Simpson）首次使用氯仿为产妇进行分娩镇痛，成为近代分娩镇痛历史的开端。1846—1956 年，乙醚麻醉占据了麻醉方法统治地位长达 110 年，但人们逐渐发现乙醚有易燃易爆、毒性作用及对呼吸和循环系统的抑制作用等缺点，乙醚和氯仿逐渐被淘汰。随着新型麻醉药物的持续创新与应用，麻醉技术在临床实践中的应用也日益多样化。针对手术麻醉过程中出现的问题，麻醉处理已从单一的镇痛效果，发展到对麻醉前后进行全面管理，逐渐构建起临床麻醉学的完整体系。

3. 现代麻醉学

进入 20 世纪 50 年代，在临床麻醉学发展的基础上，麻醉的工作范围进一步扩展，麻醉学的基础理论和专业知识不断充实提高，麻醉操作技术不断增进完善，麻醉学科进一步发展壮大，逐渐迈进现代麻醉学的发展阶段。

二、麻醉与手术的关系

手术前必须麻醉，这是如今再正常不过的事情。但在 150 多年前，医学界对手术疼痛的控制却一筹莫展。在那个时期，患者们面临着一个艰难的抉择：是忍受疾病的煎熬还是忍痛接受手术治疗。不幸的是，一些人最终选择了放弃手术治疗。

古埃及人曾在清醒状态下进行截肢和睾丸切除术。西亚古国阿西利亚还曾用压迫颈部血管引起患者昏迷的方法实施包皮环切术。《药物论》中有描述，曼陀罗花和白酒能产生麻醉作用。此外，放血致人昏迷、催眠术、术前疼痛布道宣教等方式，也都曾是手术前的准备方法。

我国古代医者在这一领域也有研究。据《华佗传》记载，华佗曾发明"麻沸散"，以此麻醉患者进行腹腔手术。公元 652 年和 1596 年，孙思邈和李时珍分别在《备急千金要方》和《本草纲目》中介绍过曼陀罗花的麻醉作用。直到 19 世纪 40 年代，美国波士顿的一群年轻牙医开创性地为人类找到了止痛良方——乙醚，全身麻醉自此出现，标志着近代麻醉技术的诞生，人类正式告别了疼痛。美国前总统布什于 1993 年签署总统令，将人类历史上施行第一例乙醚麻醉手术的那一天即 3 月 30 日，定为"国际医生节"，以纪念麻醉医生 Craw ford Long。

一台有效且成功的手术，无论术前、术中或术后，都需要专业的麻醉医生协作来完成。外科医生与麻醉医生彼此之间是密切合作的关系。麻醉业内有句行话说："外科医生治病，麻醉医生保命""在手术台上，外科医生专心致志地在病变部位动刀，麻醉医生则必须眼观六路、耳听八方"。现代麻醉医生的角色集会诊医生和主诊医生于一身，说他们是会诊医生的角色更为恰当，因为麻醉医生的主要任务是保证患者安全、舒适地度过围手术期，这一过程通常只经历较短时间（数分钟至数小时），但由于麻醉医生需要应对围手术期"非手术"的其他所有问题，所以也担当了主诊医生一职。外科医生与麻醉医生共同承担责任，但最终都要对患者负责，而不是相互推卸责任。手术台上的"总指挥官"应是麻醉医生，当发现患者出现不良征兆时，麻醉医生应马上提示暂停手术，外科医生应配合执行，因为确保患者的生命安全比手术本身更重要。

三、麻醉医生的职责

麻醉医生的工作职责在近代医学发展中逐渐形成，并且不断地更新变化。在当代，麻醉医生的职责已远远超出了仅提供手术止痛的范畴。他们的工作不仅限于麻醉镇痛，还涵盖了围麻醉期（即围手术期）的准备和治疗，包括监测手术麻醉期间关键生理功能的变化，调节并维持机体的内环境稳定，确保患者生理功能的正常运作，为手术创造理想的条件，并确保患者能够安全地完成手术过程。在遇到手术麻醉紧急情况时，他们能够迅速采取有效的急救措施以挽救患者生命。此外，麻醉医生还负责重症患者的复苏抢救和疼痛治疗等任务。总体而言，麻醉医生的工作内容包括临床麻醉、麻醉恢复室和加强监测治疗室的工作、急救复苏以及疼痛治疗等四个方面。他们的工作范围已从手术室扩展至病室、门诊、急诊室等场所，并且涉及临床医疗、教学和科学研究等多个领域。

四、如何选择适合的麻醉方式

麻醉方式的选择是一个复杂的过程，它取决于多种因素，包括患者的身体状况、疾病状况、手术的性质和目的、麻醉方式的优缺点、麻醉医生的经验和知识，以及麻醉设备和监测条件等。以下是对几种常见麻醉方式的介绍：

（一）全身麻醉

全身麻醉是指通过静脉注射或吸入麻醉药物，使患者进入完全无意识状态，简称全麻。这种方式适用于大多数需要长时间操作或会引起较大疼痛的手术，如腹部、胸部和头部手术等。

全身麻醉的过程分为麻醉诱导、麻醉维持和麻醉苏醒三部分。

1. 麻醉诱导
麻醉诱导是让患者由清醒状态转变为麻醉状态（类似于又不同于

睡眠状态），是由静脉滴入或吸入全麻药、镇痛药、肌肉松弛药（简称肌松药）等几种药物的综合作用来实现的。

患者在几分钟之内发生会以下变化：由意识清醒状态到意识消失，由正常呼吸到呼吸停止（此过程需要气管插管，由麻醉机控制患者的呼吸），由痛觉存在到镇痛等。麻醉诱导时患者通常取仰卧位，四肢以解剖中立位舒适地放于平坦床面上，头部舒适地安置在枕头上，稍抬高，常规在诱导前给予患者吸氧，可使麻醉诱导期间出现低氧血症的风险性降到最低。将面罩轻柔地置于患者面部，给予患者高流量（8~10L/min）吸氧，嘱患者做深呼吸并且彻底呼气以加速氧气的交换。诱导方法取决于患者的病情、预期气道管理中的问题（如误吸的风险、困难插管或气道不畅等），以及患者的个人意愿。

（1）静脉诱导。开始时使用强力短效催眠药，意识消失后，应给予吸入或其他静脉药物维持麻醉。患者可保留自主通气或辅助通气。

（2）吸入麻醉药的诱导。当呼吸道通气不畅需保持自主通气时，或为了推迟放置静脉导管单独采用吸入麻醉药诱导时（如儿科患者）。在预先吸氧氧合之后，吸入低浓度麻醉药，然后每3~4次呼吸增加一定的浓度，直到麻醉深度满足静脉置管或呼吸道处理的需要。另一种方法是用高浓度、低刺激性药物，如氟烷或七氟烷，"单次肺活量呼吸"吸入诱导。过程中要严密观察患者的生理征象来评估麻醉深度。

（3）特殊患者。肌注氯胺酮，口服黏膜吸收芬太尼和口服咪达唑仑通常适用于不合作的患者和儿童。

（4）气道管理。在麻醉诱导期间患者气道的通畅至关重要。困难气道和气道状态不稳定者应于麻醉诱导前行气管内插管。麻醉的患者可以通过面罩、口咽或鼻咽通气道、带气囊的口咽通气道、喉罩（laryngeal mask airways，LMA）或气管导管（endotracheal tube，ETT）等进行通气。若计划行气管插管，可使用肌松药方便喉镜检查及插管，但在应用肌松药之前，要快速诱导插管。对患者进行面罩通气能力评估。对于存在肺误吸风险的患者，可不遵守这一规则而进行快速诱导插管。

（5）喉镜检查和插管。喉镜检查和插管可引起重度交感神经反应，表现为高血压和心动过速，这些反应可通过事先给予额外的催眠药、吸入性麻醉药、阿片类药和 β 受体阻滞剂来减弱。

2. 麻醉维持

诱导期过后，外科医生准备手术，麻醉医生根据麻醉药物对患者的影响调整用药（如静脉全麻药、吸入全麻药、镇痛药、肌松药等），以维持一定的麻醉深度。全身麻醉的目标是使患者在手术或医疗过程中处于无意识、无疼痛、肌肉松弛且生理状态稳定的状态，确保手术能顺利进行，同时保障患者安全，术后患者能快速且平稳的苏醒，对手术过程无记忆。

（1）吸入性麻醉药。一是吸入性麻醉药合并最小剂量阿片类药物经常可用于保留患者自主呼吸。吸入性麻醉药的浓度依据患者有无动作（如果没有应用肌松药）、血压（随麻醉加深而下降）和通气来调整。如果应用一氧化二氮（N_2O）还要保证充足的供氧。存在封闭气室（如气胸、颅内积气、肠梗阻、眼科手术中玻璃体的气室等）的患者应用 N_2O 属于相对禁忌。对于伴有维生素 B_{12}、叶酸缺乏和蛋氨酸合成酶缺陷的患者应用 N_2O，有使血液和神经系统疾病恶化的潜在可能。二是 N_2O－阿片类药－肌松药技术。吸入混有 65%~75% 的 N_2O 气体合并静脉注射阿片类药物，通过观察患者对手术刺激所反映的心率和血压变化来调整阿片类药物的剂量。因为应用了肌松药和阿片类药，此过程需要控制呼吸以防止患者出现通气不足。应该计算阿片类药物的总需要量，而且在手术快要结束时不要大剂量使用，以免患者发生苏醒延迟和低通气量。依据 N_2O 浓度、患者年龄、身体状况、术中意识，可能需要追加镇静催眠类药物。

（2）静脉麻醉。通过持续输注或反复、定量推注短效镇静药物（如丙泊酚），并可根据需要给予阿片类药物（如雷米芬太尼）或肌松药，以达到全身麻醉的状态，确保手术或医疗操作的顺利进行。静脉麻醉具有起效快、作用强、恢复迅速的特点，并且可以根据手术的需要灵活调整给药剂量和频率。这种技术适用于无痛胃镜、无痛肠镜、无痛人流、无痛取卵、无痛拔牙、宫腔镜息肉切除或宫腔镜检查、膀胱镜检查等。这些手术通常时间短、创伤小，静脉麻醉能够提供足够的麻醉深度，确保患者在手术过程中无痛、无意识，并且术后能够快速苏醒。然而，静脉麻醉也具有一定的局限性，对于手术时间特别长、手术创伤特别大或者患者身体状况不佳等情况，可能需要考虑其他的麻醉方式。

（3）复合麻醉。上述麻醉方法经常复合使用。低浓度吸入性麻醉药并用 N_2O – 阿片类药 – 肌松药可以减少手术记忆的可能性。N_2O 通常与静脉麻醉药复合使用。镇痛剂量的氯胺酮持续输入，合并应用其他吸入或静脉麻醉药可减少术中或术后阿片类药物的应用剂量。复合应用麻醉药物降低了单纯应用一种药物的剂量，并且降低了大剂量单一用药的毒性反应，然而药物不良反应和相互作用会随着用药剂量的增多而增多。

3. 麻醉苏醒

当手术接近尾声时，麻醉医生会逐渐停止使用麻醉药，让麻醉药在患者体内完全代谢，患者随即进入苏醒阶段。随着患者睁开眼睛，能够对医生的呼唤做出反应，并且肌肉力量逐渐恢复，移除气管导管。之后，患者会被转移到麻醉苏醒室，继续接受观察和治疗，直到完全从麻醉状态中恢复，然后被送回病房。

（1）全身麻醉的优点：手术过程中患者完全无意识，不会感到疼痛或过度紧张；能够控制患者的呼吸和循环功能，有助于复杂手术的顺利进行。

（2）缺点：术后可能出现恶心、呕吐、喉咙痛等不适感；对患者的心肺功能有一定的要求，对于某些高龄、一般状况较差的患者来说风险较大。

（二）局部麻醉

局部麻醉是通过注射麻醉药物到手术部位及周围，使该区域失去痛觉，而患者仍保持清醒的麻醉方法，简称局麻。这种方式常用于小型手术，如皮肤缝合、牙科手术等。

局部麻醉的优点：操作简单，恢复快；副作用较小，不影响全身器官的功能。

缺点：麻醉范围有限，无法满足大范围手术的需要；可能存在麻醉不完全的风险，患者操作过程中可能有不同程度的疼痛感觉。

注入少量局麻药以减轻穿刺痛。

（1）穿刺：根据定位结果，使用细针缓慢穿刺至目标神经或神经丛附近。

（2）药物注入：确认针尖位置后，缓慢注入麻醉药物，如利多卡因、布比卡因、罗哌卡因等。注射时需要密切注意患者的反应，以避免局麻药毒性反应等并发症。

（3）效果评估：注射后评估麻醉效果，确保进行手术的局部镇痛。如有必要，可调整药物剂量或重新定位。

（三）区域麻醉

区域麻醉包括椎管内麻醉（如硬膜外麻醉和脊髓麻醉）和神经阻滞麻醉。脊髓麻醉简称脊麻，是通过在脊髓附近或主要神经干处注射麻醉药物，阻断疼痛信号的传导，患者下半身或特定区域会失去感觉，适用于下腹部、下肢和盆腔手术。

神经阻滞麻醉是一种通过在神经干、神经丛、神经节周围注射局部麻醉药物，以阻滞神经冲动的传导，从而使相应支配的区域达到麻醉效果的技术。神经阻滞麻醉因其定位准确、效果确切且对全身影响小，被广泛应用于各种手术和慢性疼痛的治疗中。然而，在进行神经阻滞麻醉时，应严格掌握适应证和禁忌证，遵守操作规程，以确保患者的安全。同时，术后患者应遵医嘱进行恢复和康复训练。

神经阻滞麻醉的主要步骤：

（1）评估与准备：评估患者状况，包括病史、过敏史、凝血功能等，以选择合适的阻滞方法和麻醉药物。同时，向患者解释麻醉过程和可能的风险。

（2）定位：通过解剖标记、神经刺激器或超声等手段，准确定位目标神经或神经丛。

（3）消毒：彻底清洁和消毒拟注射区域，以减少感染风险。

（四）硬膜外麻醉

硬膜外麻醉是一种区域麻醉方法，也称为硬膜外间隙阻滞麻醉。它是通过将局部麻醉药物注入硬膜外间隙（即硬脊膜外间隙），使脊神经根产生暂时的麻痹，从而达到麻醉该神经支配区域的目的。硬膜外麻醉可以根据给药方式分为单次法和连续法，根据穿刺部位分为高位、中位、低位及骶管阻滞。

硬膜外麻醉适用于多种手术，特别是腹部及以下的手术，如胃肠外科、肛肠外科、妇产科、泌尿科以及下肢手术等。它具有麻醉效果确切、可控，术后镇痛效果较好等优点。在硬膜外麻醉过程中，医生会先选择合适的穿刺部位，一般在腰部或胸部脊柱间隙，然后通过穿刺针将导管置入硬膜外间隙，再经导管注入麻醉药物。硬膜外麻醉可以根据手术需要调整麻醉的范围和程度。

（1）硬膜外麻醉的优点：患者可保持清醒，术中沟通方便；对心肺功能影响较小，适用于某些高风险患者。

（2）缺点：需要较高的操作技巧，存在技术风险；可能引起头痛、低血压等并发症。

（3）患者体位：侧卧位、仰卧位或坐位穿刺均可采用。

侧卧位穿刺时，若使用等比重或低比重局麻药，患者应患侧向上；若使用高比重局麻药，则取患侧向下卧位。脊柱应保持水平并平行于手术台的边缘。双膝关节屈曲并尽量向胸部靠拢，下颌也尽量向胸部屈曲以使脊柱最大限度地弯曲。

低位脊麻时多采用坐位穿刺，多用于妇科和泌尿科手术，还常用于肥胖者以利于确定中线。坐位穿刺常使用高比重局麻药。穿刺时，头与双肩弯向躯干，双前臂放于托盘架。需要扶持患者保持体位不变，且患者不应过度镇静。

俯卧位。穿刺使用低比重或等比重局麻药，多用于直肠、会阴及肛门部位的手术。俯卧折刀位既可以进行脊麻，又可以实施手术。

（4）穿刺入路：由于硬膜外间隙中央处最宽，且硬膜外静脉、脊髓动脉或脊神经根多分布于硬膜外间隙两侧，故无论采用正中或旁正中穿刺，穿刺针均应由中线进入硬膜外间隙，以便减少刺伤硬膜外静脉、脊髓动脉或脊神经根的危险性。穿刺点定位、皮肤消毒及铺无菌单均与脊麻的操作相同。

因此，麻醉方式的选择需要综合手术类型、患者身体状况、手术部位等多重因素，其目的都是为了确保手术顺利进行并保障患者的安全。了解不同麻醉方式的特点和适用情况，有助于患者和医护人员更好地配合麻醉医生，从而确保手术成功，麻醉医生在术前会详细评估这些因素，并与患者进行沟通，根据患者的一般情况及意愿选择最合适的麻醉方式。

五、麻醉与安全

（一）麻醉过程中的安全措施

1. 详细评估患者情况

在进行麻醉前，麻醉医生必须仔细询问患者的病史、用药史、过敏史，以及完成相关实验室和影像学检查。此外，还提供适当的心理疏导，全面评估患者的身心健康状况，确保对患者的身体状况和心理状况都有深入了解。

2. 制订个性化麻醉方案

麻醉医生会根据手术类型和患者的具体情况，制订个性化的麻醉方案，包括选择合适的麻醉方式，如全身麻醉、局部麻醉或复合麻醉，以及选择副作用小、安全性高的麻醉药物。

3. 严格用药规范

在麻醉过程中，医生会严格按照药物的适应证、禁忌证和用法用量进行使用，注意药物间的相互作用，避免不良反应的发生。

4. 实时监测患者的生命体征

麻醉医生会使用适合的监测设备，对患者的生命体征进行实时监测，包括心率、血压、呼吸、血氧饱和度等，密切观察患者的意识和反应，及时发现并处理异常情况，保障患者的生命安全。

5. 应急预案

医院应制订详尽的应急预案，涵盖药物过敏、呼吸抑制等常见紧急情况的应对流程。

在应对突发情况方面，定期开展应急预案的演练与培训，以提升团队的应急处理能力。例如，通过模拟心搏骤停、呼吸道梗阻等紧急情况，麻醉医生和手术团队可以熟悉应急处理流程，确保在真实情况下能够迅速、有效地采取抢救措施。

6. 团队合作

麻醉医生、外科医生和护士要密切配合，确保手术过程中的每一个环节都符合安全规范。

例如，在手术开始前，麻醉医生会与外科医生共同确认手术方案和麻醉计划，确保双方对手术流程和潜在风险有充分的理解和准备。麻醉医生、外科医生和手术室巡回护士术前应进行手术安全核查等。

（二）麻醉过程中的风险因素

1. 药物过敏

部分患者可能会对麻醉药物产生过敏反应，出现如皮疹、呼吸困难、休克等严重症状，处理不当可能危及生命。因此，术前麻醉访视非常重要，需要详细了解患者的病史、药物过敏史等信息。

2. 呼吸问题

麻醉可能导致呼吸抑制，引发呼吸困难、窒息、缺氧等严重问题，主要源于麻醉药物对呼吸中枢的抑制作用或患者本身存在呼吸道疾病，若操作不当或患者气道敏感，可能导致喉痉挛、呼吸道梗阻等严重的并发症。

3. 心血管问题

麻醉可能导致心律失常、低血压、高血压等心血管问题。这些问题可能在手术过程中突然发生，需要医生及时进行处理。例如，患者出现心跳加速、心律失常、血压下降等症状时，麻醉医生需要立即采取心肺复苏术等抢救措施。

4. 神经损伤与感染

在执行麻醉穿刺的过程中，可能会直接损伤神经，或未能避免将药物注入神经内，从而导致神经损伤。此外，如果在注射局部麻醉药之前针头被污染，或者对已感染的组织再次进行局部麻醉药的注射，都可能引发感染。

5. 误吸与窒息

麻醉过程中可能出现胃内食物的反流误吸，引起脑损伤，严重时导致脑缺氧。尤其在全麻诱导阶段，若出现困难气道，可能导致通气困难，患者可能会因窒息死亡。

6. 其他风险

根据麻醉方式不同，还可能出现其他并发症，如蛛网膜下腔神经阻滞（简称腰麻）后出现头痛、恶心、呕吐、晕厥、肺动脉栓塞等。其中，腰麻后头痛多发生于腰麻后 1~3 天，轻者 3~4 天内缓解，重者可持续 1 周至数周。而恶心、呕吐可能由低血压、呼吸抑制导致的脑缺氧、术中牵拉腹腔脏器、迷走神经亢进等多种因素引起。

除了上述风险，还有一些不常见但不可忽视的并发症，例如麻醉后认知功能障碍（POCD），这在老年患者中尤为普遍。此外，长时间的麻醉状态可能导致患者出现肌肉损伤或横纹肌溶解综合征。为了进一步降低这些风险，麻醉团队会综合运用多种监测手段，如脑电图（EEG）和肌肉松弛监测，确保麻醉深度适宜且肌肉松弛程度可控。同时，术后早期活动和康复训练也被纳入护理计划，以促进血液循环，减少术后并发症的发生。通过这些综合措施，麻醉医生能够最大限度地保障患者的安全和手术的成功。此外，麻醉过程中的感染风险也不可小觑。尽管现代医疗设备和手术室环境都经过严格的消毒处理，但在实际操作中，任何微小的疏忽都可能导致细菌或病毒的侵入。因此，麻醉医生和手术团队必须严格遵守无菌操作规范，确保手术器械和麻醉设备的清洁与消毒。

另外，麻醉过程中还可能遇到设备故障或技术失误等人为因素导致的风险。为了应对这些突发情况，医疗机构需要建立完善的设备维护和检修制度，定期对麻醉设备进行性能测试和校准。同时，麻醉医生和手术团队也需要接受严格的技术培训和考核，确保在紧急情况下能够迅速、准确地做出反应。

必须指出，尽管麻醉存在一定的风险，但在大多数情况下，它是安全且有效的。麻醉医生会在麻醉前对患者进行全面评估，以制订个性化的麻醉方案，并采取相应的预防措施以降低风险。

（三）麻醉意外和麻醉并发症

麻醉意外是指在麻醉期间，由于麻醉操作、药物的特殊作用、手术不良刺激（如神经反射）以及患者自身存在的病理、生理改变等因素，导致意想不到的险情发生，严重者甚至死亡。

麻醉并发症是指在实施麻醉技术操作和管理的过程中，完全按操作规范工作，但因患者本身的病理因素、麻醉方法和药物的直接作用而产生某些疾病症状和综合征。

（四）影响麻醉安全的主要因素

1. 患者因素

患者病情的严重程度、病变性质、主要脏器功能状况、潜在疾病，以及患者对治疗、操作和各种处理措施的反应等均可影响麻醉的安全性。

2. 麻醉医生因素

在麻醉意外和并发症的预防和处理中，麻醉医生起着决定性的作用，所以麻醉医生的临床经验、操作技巧、理论知识、工作作风和态度、精神与情绪、应变能力等均可能影响对病情的观察和判断水平、处理措施准确程度及时效性。

3. 手术医生及护士因素

手术是一项复杂的综合任务，除了要求手术医生拥有坚实的基础理论知识和精湛的技能外，手术团队中各个岗位之间的紧密协作和协调配合也是确保手术安全进行的关键。这种协调性主要依赖于工作人员的综合素质以及技术操作的标准化程度。

4. 环境因素

环境因素涵盖了设备、物品以及周围环境等多个方面。在手术过程中，众多仪器设备、药品和消耗性材料的性能好坏以及使用是否恰当，将显著影响手术的安全性；手术场所的监测设备、救治和应急条件也常常成为麻醉意外的潜在风险。此外，医疗规章制度、医护质量管理措施等同样发挥着至关重要的作用。

（五）如何防止麻醉意外及并发症的发生

影响麻醉安全的因素众多，它们可能在围手术期的任何时刻发生，若处理不当或延迟，可能会给患者带来严重的不良后果或经济压力，甚至威胁到患者的生命。因此，从患者方面出发，采取一系列有效措施来防止麻醉意外及并发症的发生显得尤为重要。术前充分了解病情，不仅是对患者负责，也是保证麻醉安全的最基本条件。通过细致的病史询问、全面的体格检查和必要的辅助检查，可以及时发现并评估患者可能存在的麻醉风险，从而为制订个性化的麻醉方案提供重要依据。

1. 患者因素

术前充分了解病情是保证麻醉安全的最基本条件；麻醉期间要充分利用仪器设备的检测指标和功能，最大限度地严密监测各项生命体征的变化；重视医患关系，尊重服务对象，加强信任和理解。

2. 医护人员因素

提升医护人员的理论知识与技术能力；对本职工作充满热情；严格遵循规章制度和管理措施，坚持"规范操作、依法执业、预防为主"

的基本原则；擅长积累和总结临床经验。

3. 周围环境

树立对患者高度负责的态度，完善监测条件；充分掌握并熟练操作各种医疗仪器设备，特别是对新引进的设备应及时进行培训；无论手术规模大小，都应重视各岗位之间、各专科之间的协作配合，以确保能够及时、准确地应对和处理各种紧急情况；应从医院管理的角度加强认识，优化麻醉和手术条件，增强必要的技术力量。

手术结束后，麻醉医生会密切观察患者的苏醒过程，确保其生命体征平稳，并进行适当的镇痛治疗，减轻术后疼痛。患者完全苏醒呼吸稳定后，麻醉医生会将患者安全地送回病房。

六、未来发展与挑战

1. 技术进步与创新

麻醉医生需不断学习和掌握新技术、新方法，提高专业素养和业务能力，为患者提供更安全、舒适、高效的医疗服务。

2. 信息化与智能化应用

建立完善的麻醉信息系统，实现对麻醉过程的全面监控和管理。利用人工智能技术对数据进行深度挖掘和分析，提供个性化麻醉方案，并预测和评估潜在风险。智能化的麻醉设备可实现更精确和稳定的麻醉控制。

3. 国际交流与合作

需要与国际先进医疗机构和专家进行合作与交流，引进和学习先进的麻醉技术和理念，并且将我国的麻醉经验和成果分享给国际社会，为全球麻醉学科的发展做出贡献。

4. 人才培养与队伍建设

教育体系的完善至关重要。建立完善的麻醉教育体系，培养更多具备专业素养和创新能力的麻醉人才。加强对在职麻醉医生的培训和教育，提高其业务水平和综合素质，确保麻醉服务的质量和安全。

综上所述，麻醉过程中的安全措施和风险管理需要医疗机构、麻醉团队、手术团队、患者及其家属多方共同努力和配合才能完成。通过不断加强安全管理、提高技术水平、注重沟通交流、推进信息化和智能化应用、加强国际交流与合作以及关注人才培养和队伍建设，我们才能确保患者在手术过程中的安全与健康，从而推动麻醉学科的持续发展和进步。

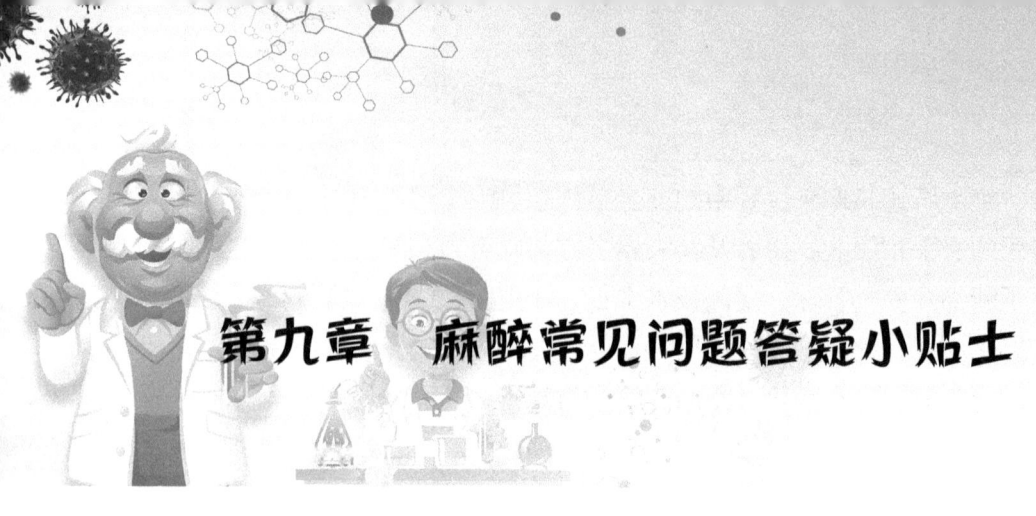

第九章　麻醉常见问题答疑小贴士

手术前，除了对手术本身的担忧，麻醉也是许多患者心中挥之不去的疑问。麻醉会不会有风险？全麻和局麻有什么区别？术后会不会有不良反应？……我们特别整理了这份"麻醉常见问题答疑小贴士"，针对您最关心的麻醉问题进行解答，用通俗易懂的语言为您揭开麻醉的神秘面纱。

一、常用的麻醉药是否都要做过敏试验？

麻醉用药属于一种相对特殊的用药方式，通常需要在较短的手术过程中使用多种药物。然而任何药物的使用都可能导致严重的过敏反应，麻醉药物也不例外。总体而言，在麻醉中真正具有威胁生命的过敏反应仅占手术总量的 1/10000~1/5000，而绝大多数的过敏反应在麻醉中仅表现为一过性的皮肤潮红症状。因此，除了普鲁卡因，其他麻醉药物无须术前做过敏试验。对于过敏反应，主要以预防为主。术前患者要告知麻醉医生既往过敏史，包括花粉、食物以及各种药物过敏史。对疑似过敏病例，应尽量避免使用可能诱发过敏反应的麻醉药物。术中麻醉医生会密切观察患者的生命体征，一旦发生严重的过敏反应，会迅速地处理。

二、手术大小与麻醉风险有关系吗？

所有的手术和麻醉都有一定的风险，这种风险是由手术的方式、患者的身体状况等多种因素决定的。

小手术是指手术范围局限、手术时间短、手术操作相对简单的体表手术，手术过程中不会出现明显出血，也不会损伤重要器官，更不会对患者的生命造成危险。针对小手术进行的 "小"麻醉，可能仅仅是单一的神经阻滞或简单的镇静及镇痛监护，也可能只是拆线或换药这些简单操作。

不论手术是大还是小，不管麻醉是简单还是复杂，都要求麻醉医生有高度的责任心，认真、细致地做好麻醉工作的各个环节。也就是说，手术可能有大小之分，而麻醉则没有重要与不重要的区别，麻醉医生从接触患者的那一刻起，直到把患者安全、平稳地送出手术室、麻醉恢复室，都必须保持高度的警惕，把患者的安全放在第一位。唯有如此，麻醉医生才能不断地成长，才能避免许多不必要的危险，才能最大限度地为患者的安全提供保障。例如，拔智齿对于口腔科医生来说是一个再小不过的手术，通常这种手术前需要打麻醉药，如果医生不小心误将麻醉药注入血管里，则很可能发生中毒，引起呼吸困难，甚至窒息。

三、麻醉药用量是不是越大越好?

用药剂量与疗效关系十分密切，麻醉药物也不例外。有些患者由于担心手术效果，害怕手术中麻醉药量少会引起疼痛或者麻醉苏醒，便要求麻醉医生加大麻醉药用量。这种顾虑是没有必要的，并且不符合用药规定。因为药物都有严格的用药剂量，也就是规定在一个安全范围内，若超出这个范围则有中毒或致人死亡的危险。麻醉医生须根据病情和用药范围以及患者性别、年龄等因素严格控制用药剂量。

四、麻醉是不是"打一针手腿麻、推点药睡一觉"这么简单?

实际上，麻醉远比这里描述的要复杂得多。麻醉不仅涉及多种药物的精确组合与应用，还需要麻醉医生根据患者的具体情况进行个性化的调整。在麻醉过程中，麻醉医生需要持续监测患者的生命体征，确保麻醉深度适中，既满足手术需要，又不给患者带来额外的风险。此外，麻醉后的恢复阶段同样重要，麻醉医生需要密切关注患者的恢复情况，及时处理可能出现的并发症。因此，麻醉是一项高度专业化的医疗服务，需要麻醉医生具备丰富的专业知识和严谨的工作态度。

"打一针手腿麻、推点药睡一觉"是对麻醉医生工作职责的片面理解。

五、肥胖患者麻醉风险是不是更高？

肥胖是一种代谢性疾病，随着体重的增加，各脏器功能可出现明显的异常改变，功能负荷显著增加，以致并发许多相关慢性疾病，因此相比普通人，肥胖患者的麻醉风险要高一些。在麻醉选择上，由于肥胖患者的脂肪堆积、骨性标志不明显，所以进行区域阻滞或者椎管内麻醉穿刺时相当困难。近年来，由于采用了外周神经电刺激仪、超声等设备辅助定位，穿刺成功率和麻醉效果有了显著提高。另外，全身麻醉时的诱导插管和拔管对于肥胖患者来说也会比较困难，应该谨慎应对并做好应急措施。在麻醉用药方面，肥胖也会对麻醉药物代谢产生影响。此外，在麻醉过程中，麻醉管理特别是呼吸管理尤为重要，以避免产生低氧血症或发生术后肺部并发症，从而对患者的健康或生命造成影响。

六、老年患者麻醉风险更大吗？

这是一个经常被提及的问题，但答案并非绝对。老年患者的麻醉风险确实相对较高，这主要与他们的身体状况有关。随着年龄的增长，人体的各个器官和系统都会发生一定程度的退化，包括心血管系统、呼吸系统、神经系统等。这些退化可能导致老年患者在接受麻醉时更容易出现并发症，如低血压、心律失常、呼吸抑制等。

然而，这并不意味着老年患者就不能接受麻醉或手术。在现代医学的帮助下，麻醉医生已经能够针对老年患者的特点制订更为精细的麻醉方案。他们会对老年患者的身体状况进行全面的评估，包括心电图、血压、血糖、肝肾功能等指标的监测，以确保麻醉的安全性和有效性。

在麻醉过程中，麻醉医生会密切关注老年患者的生命体征，并根据需要调整麻醉药物的剂量和种类。此外，他们还会采取一系列措施来预防和处理可能出现的并发症，如给予适当的升压药、维持呼吸道通畅、加强监护等。

因此，虽然老年患者的麻醉风险相对较高，但在专业麻醉医生的精心管理下，他们仍然可以安全地接受麻醉和手术。当然，老年患者在接受手术前应该与医生进行充分的沟通，了解自己的身体状况和手术风险，并遵循医生的建议进行必要的术前准备和术后护理。

七、儿童麻醉比成人麻醉风险高吗？

这是一个备受关注的问题，也是许多家长在孩子需要手术时最为担忧的问题之一。事实上，儿童麻醉的风险并不一定比成人麻醉高。麻醉风险的高低主要取决于患者的身体状况、手术类型以及麻醉医生的专业水平等多种因素。

儿童与成人在生理、解剖和药理等方面确实存在一些差异，这些差异可能会对麻醉产生一定的影响。例如，儿童的呼吸系统和循环系统相对较为脆弱，对麻醉药物的敏感性和耐受性也可能与成人不同。然而，在现代麻醉技术和设备的支持下，麻醉医生已经能够针对儿童的特点制订更为精细的麻醉方案。

在儿童麻醉过程中，麻醉医生会根据孩子的年龄、体重、身体状况以及手术类型等因素，精确计算麻醉药物的用量和种类。他们还会采用先进的监测设备和技术，持续监测孩子的生命体征，确保麻醉过程中的安全性和有效性。此外，麻醉医生还会在手术前与孩子的家长进行充分的沟通，了解孩子的病史和过敏史等信息，以便更好地制订麻醉方案并预防可能出现的并发症。

在专业麻醉医生的精心管理下，儿童同样可以安全地接受麻醉和手术。家长在孩子需要手术时应该保持冷静和乐观的心态，与医生进行充分的沟通，并遵循医生的建议进行必要的术前准备和术后护理。

八、儿童手术必须全身麻醉吗？

儿童年龄范围为自出生至 14 岁，这个阶段正是生长发育的年龄，年龄越小，在解剖、生理、药理方面和成人的差别越大，与医生的合作程度就越差。因此，对儿童施行麻醉时应谨慎使用部位麻醉，除小手术可在面罩紧闭法吸入麻醉、静脉或肌内注射麻醉下完成外，其他较大手术均应在全身麻醉下进行。

九、儿童需要术后镇痛吗？

答案是肯定的。由于过去对儿童应用镇痛药，特别是麻醉镇痛药的认识不足，缺乏对儿童术后疼痛的有效评估手段，因此长期以来，人们普遍认为儿童无须术后镇痛。

然而，近年来的研究已经证实，疼痛会在短时间内引发孩子体内剧烈的内分泌和代谢反应，导致心率加快、血压升高、耗氧量增加。如果儿童反复经历疼痛，可能会导致其痛觉敏感性改变，引发慢性疼痛综合征。从长远来看，这可能会导致孩子长大后出现注意力不集中、学习困难等行为功能障碍。因此，完善的术后镇痛措施可以显著减少这些不良反应的发生。

十、女性月经期、妊娠期间能否耐受麻醉或手术？

月经是女性特有的生理变化，这种变化除维持女性特征和生理功能外，还常会影响到人体血液的出血和凝血机制。据研究，月经期血小板数量会有较大变化，在月经的第一天常常降低，直到第三四天方能回升到原来的水平。另外，月经期间，人体子宫内膜可释放出较多的组织激活物质，能将血液中的纤维蛋白溶酶原激活为具有抗凝血作用的纤维蛋白溶酶，使人体的出血倾向加大。所以，在月经期手术会造成出血量较多。如无特殊情况，妇女手术应避开月经期，尤其对于有可能出血较多的手术，更应缓期进行。据临床观察，妇女如能在月经过后 5~10 天手术，不仅安全、出血少，而且感染及其他并发症的发生概率也减小。针对妊娠期间能否耐受麻醉和（或）手术的问题，孕妇最为担心的还是麻醉药是否会使胎儿致畸，现有的研究表明，目前的麻醉药物并没有发现有胎儿致畸问题，但这只是药物的安全性得到了研究证明。一般认为，妊娠 3 个月内是胚胎形成时期，也是不稳定时期，孕妇用药、手术刺激和心理的担心、紧张、焦虑等会影响胚胎正常发育，所以如果没有特别严重的紧急病情，妊娠期 3 个月内不建议手术。3 个月内易造成早产，所以也不建议进行麻醉手术。3 个月胚胎发育完全，6 个月前原则上可以做手术。妊娠 6 个月后，担心药物刺激触动子宫收缩而造成早产，所以也不建议麻醉手术。

十一、剖宫产麻醉药对胎儿有影响吗？

这是很多产妇非常关心的问题。从理论上讲，几乎所有的麻醉药及镇痛药对中枢系统都有抑制作用，都较易通过胎盘屏障而进入胎儿体内。麻醉药物会通过抑制胎儿呼吸、循环中枢，或通过抑制母体呼吸、循环而间接对胎儿产生影响。在选择剖宫产麻醉时，麻醉医生必须慎重考虑用药的种类、剂量、时机和方法，以防止对胎儿产生直接或间接的不利影响。

目前，椎管内麻醉是剖宫产最常用的麻醉方法，也是大家公认对母亲和胎儿影响最小的方法。当然有些产妇的情况需要做全身麻醉，也应尽可能地选择对胎儿影响小的麻醉药物，在正常情况下，这些影响完全是可以接受的。

十二、剖宫产术选择半身麻醉的原因？

半身麻醉（包括腰硬联合麻醉、腰麻、连续硬膜外麻醉）是目前国内外施行剖宫产手术所普遍使用的麻醉方法，优点是麻醉效果较为确切、麻醉平面和血压容易控制、肌松效果可满足手术需要，对胎儿呼吸、循环无抑制，也方便进行术后镇痛。相比较而言，全麻虽然可以消除产妇紧张、恐惧心理，但由于麻醉操作复杂，对新生儿呼吸、循环抑制明显，产妇容易发生呕吐误吸，仅仅作为有半身麻醉禁忌时使用。局部浸润麻醉现在几乎不用作剖宫产术常规麻醉方法使用，原因是镇痛效果不完全、肌松效果差、用药量大，容易中毒。

十三、术中或术后使用镇痛药后会成瘾吗？

理论上部分麻醉药具有成瘾性，但是麻醉的过程，应该是一个时间很短的过程，即使使用了阿片类的镇痛药，由于用量少、时间短，仅就麻醉过程而言，也不会造成成瘾。所以对麻醉科来说，术中麻醉药的使用造成成瘾的可能性是很小的。

麻醉中尤其是全麻和术后镇痛中，常常使用麻醉性镇痛药物（阿片类药物），这类药物可以产生躯体依赖性、精神依赖性和耐药性。一旦产生了依赖性，如果停止使用该药物，则会出现全身无力、烦躁焦虑、流泪、流涎、精神萎靡等严重戒断症状，重新使用该药后症状立即消失。成瘾性一旦形成，对个人、家庭、社会都将造成极大的危害。在手术过程中，麻醉医生大多使用的是芬太尼类阿片类药物，此类药物镇痛作用强，成瘾性很小，临床中麻醉医生完全可以做到合理使用麻醉性镇痛药，消除人们对麻醉药品的"成瘾恐惧症"。

十四、手术前看麻醉门诊有什么好处？

欧美许多国家手术前都要求患者去看麻醉门诊，国内一些大型医院也陆续开设了麻醉门诊，麻醉门诊主要包括以下几个方面：麻醉前的检查与准备；麻醉前会诊或咨询；出院患者麻醉后随访或麻醉并发症的诊断和治疗。

麻醉门诊的优势显而易见：术前检查与准备得到优化，患者入院后能够迅速安排手术，从而缩短住院周期；通过全面的术前检查，避免了因检查不充分导致的手术延期，减少了患者的痛苦和经济负担；确保手术医生与麻醉医生在术前准备上意见一致，避免了不必要的争执和对麻醉准备的干扰；麻醉前准备更为周全，麻醉医生在患者入院前就能深入了解病情及麻醉处理的复杂性，有助于更合理地安排麻醉工作；患者在手术前有机会与麻醉医生会面，对麻醉过程的疑问得到解答，有助于缓解患者的焦虑和紧张情绪，降低术前应激反应。

十五、麻醉恢复后需要注意什么？

（1）保持术后的良好体位。全身麻醉的患者，应去枕平卧，头偏向一侧，以防唾液或呕吐物吸入呼吸道，引起呼吸道感染。

（2）吸氧。尤其是针对全身麻醉（气管插管）后或者术前合并呼吸功能不全的患者，术后吸入氧气有利于机体的恢复。

（3）持续的心电监护。持续的时间长短因人而异。

（4）饮食管理。一般手术患者(非全麻患者)，术后即可少量进食。腹部手术患者，要待肠蠕动恢复、肠道排气（放屁）后，方可进流食。胃肠手术患者，禁食的同时行胃肠减压，待胃肠减压停止后方能进流食，以后慢慢恢复到正常饮食。大手术或全身麻醉手术后，患者多有短期消化功能减退，常常无食欲，甚至有恶心、呕吐。具体请遵医嘱。

（5）根据手术的大小和术后的病情，在经过医生准许，患者术后要早期活动。争取早期下床活动，起床时先坐片刻，然后再起床，以防止快速起身引起头晕目眩。椎管内麻醉后下半身不能动，不必太担心，一般在术后3~6小时药物代谢后，可自行恢复。若长时间不能完全恢复，请联系医生处理。

（6）术后镇痛。小便恢复时间可能会相应延长。术后可能会出现暂时性排小便困难，通常在 6 小时内都会恢复正常。使用术后镇痛泵的患者，翻身、起床、走动时注意保护好连接镇痛泵的管道，避免管道脱出。

十六、麻醉后为什么会出现寒战现象？

这主要是因为麻醉过程中，患者的体温会受到一定影响。在手术过程中，由于消毒、手术操作以及暴露部位过多等原因，患者体温容易下降。麻醉药物本身也会在一定程度上影响体温调节中枢的功能，使得患者对寒冷的反应更为敏感。当体温下降时，人体为了维持正常的体温，会通过骨骼肌的快速收缩来产生热量，这就是寒战现象。此外，手术室的温度、输入的液体温度低等外部因素，也可能加剧寒战现象的发生。因此，在麻醉和手术过程中，医护人员会采取一系列措施来保持患者的体温，如使用保温毯、加热输入的液体等，以减少寒战现象的发生。

十七、为什么术后患者会发生躁动？

术后躁动是全麻术后常见的并发症之一，是术后患者处于全麻苏醒期的一种不恰当的行为，常表现为心率增快、血压升高，并存在兴奋躁动和定向障碍等。当全麻术后患者不按指令行动，有程度不同的不自主运动时，即被认为出现了术后躁动，这是患者情绪反应和反射性对抗的表现。术后患者发生躁动的原因是多方面的，主要包括麻醉药物残留导致患者意识模糊、术后疼痛及不适引起焦虑和紧张情绪、低氧血症和二氧化碳蓄积影响大脑功能、手术创伤和气管插管等不良刺激引发身体和心理应激反应，以及患者个体差异、心理因素和手术类型等多种因素，是多因素共同作用的结果。

十八、为什么术后会出现恶心、呕吐？

术后恶心、呕吐（postoperative nausea and vomiting，PONV）是常见的麻醉并发症之一，整体发生率为 25%~30%。术后恶心、呕吐的常见原因主要包括麻醉药物的副作用、手术对胃肠道的直接刺激、术后疼痛及所用药物（如镇痛药）的影响，以及患者个人的体质和心理因素。麻醉药物可能刺激中枢神经系统，引发恶心、呕吐；手术过程中的操作可能对胃肠道造成直接刺激；术后疼痛及使用的镇痛药物也可能对胃肠道产生不良影响；同时，患者的焦虑情绪、晕动症史或胃肠道疾病史等个人因素也可能增加术后恶心、呕吐的风险。

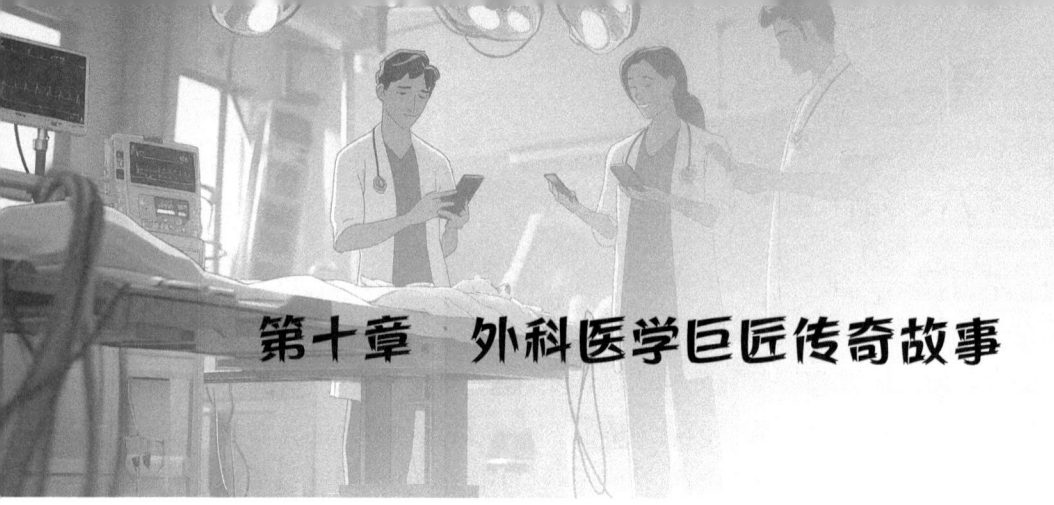

第十章　外科医学巨匠传奇故事

外科手术，一场与死神的博弈，一场刀尖上的舞蹈。在这场惊心动魄的较量中，外科医生们用精湛的技艺、无畏的勇气和仁爱的胸怀，创造了一个又一个生命的奇迹。他们，是生命的守护者，是医学史上的巨匠。他们用智慧和汗水，推动着外科医学不断向前发展。他们的事迹，或惊心动魄，或感人至深，无不彰显着人性的光辉和医学的伟大。接下来将带您走进外科医学巨匠的世界，聆听他们的传奇故事。

一、威廉·斯图尔特·霍尔斯特德

威廉·斯图尔特·霍尔斯特德（William Stewart Halsted）被誉为"美国现代外科学之父"，是美国著名的外科医生、临床教育家，他的贡献极大地推动了外科学的发展，使外科学从"蛮荒时代"迈向了现代医疗的殿堂。

（一）早年经历与教育背景

1. 出生与教育

霍尔斯特德于 1852 年 9 月 23 日出生在纽约的一个富商家庭，自幼受到良好教育。他兴趣广泛，尤其喜欢参加体育运动，曾是耶鲁大学棒球队队员、划船队队员、橄榄球队队长和足球队队长。

2. 医学启蒙

大学期间，霍尔斯特德偶然读了《格雷解剖学》和《道尔顿生理学》，对医学产生了浓厚兴趣。1874 年，他在耶鲁大学获得文学学士学位后，进入哥伦比亚大学医学院（当时名为纽约市内外科医生学院）学习医学。

3. 欧洲游学

1878 年至 1880 年，霍尔斯特德前往欧洲游学，拜访了多位外科大师，如维也纳的吉亚利、毕尔罗特等，学习先进的外科技术和理念。

（二）医学成就与贡献

1. 推广外科消毒法

（1）背景：19 世纪末，外科手术的成功率受到感染等问题的严重制约。

（2）贡献：霍尔斯特德在欧洲学习期间，接触到了约瑟夫·李斯特提出的外科消毒法。他深刻认识到这一理论的重要性，并在回国后积极推广。他强调手术前后的严格消毒和无菌操作，大大降低了手术后的感染率。

2. 革新外科手术技术

（1）乳腺癌根治术：霍尔斯特德于 1894 年开创了乳腺癌的治疗方法——根治性乳房切除术，这种手术不仅切除乳房，还切除乳房下方的肌肉和淋巴结，显著降低了乳腺癌的局部复发率。

（2）其他手术创新：他还改良了腹股沟疝气手术、甲状腺和甲状旁腺手术等，设计了多种新的手术技术，如动脉瘤吻合术、血管吻合术等，促进了外科治疗手段的革新。

3. 引入麻醉与止痛药物

（1）背景：19 世纪末，外科手术中的疼痛控制仍然是一个难题。

（2）贡献：霍尔斯特德是美国第一个将可卡因用于局部麻醉的大夫。他通过亲身试验，证明了可卡因在外科手术中的麻醉效果。尽管后来因为可卡因的成瘾问题付出了巨大代价，但他的这一创举为外科手术的疼痛控制开辟了新的途径。

4. 创立外科住院医生制度

（1）背景：当时的美国缺乏系统的外科训练体系。

（2）贡献：霍尔斯特德借鉴德国的经验，创立了美国的外科住院医生制度。他强调外科住院医生的临床基本训练，亲自为来自世界各国的医生们进行手术示教，培养了一批外科人才，促进了外科临床教育的正规化与体系化。

5. 发明外科无菌手套

（1）背景：当时的手术室中，医护人员的手部皮肤常因接触消毒液而受损。

（2）贡献：霍尔斯特德为了保护护士卡罗琳·汉普顿的双手，委托橡胶公司定制了外科无菌手套。这一发明最初是为了保护医护人员的手部皮肤，但后来被发现能够大大降低手术继发感染概率，对手术安全产生了深远影响。

6. 个人生活与遗憾

（1）毒瘾问题：霍尔斯特德在可卡因试验过程中染上了毒瘾，为此付出了巨大代价。他曾多次尝试戒毒，但终其一生都未能完全摆脱毒瘾的困扰。

（2）晚年生活：尽管面临诸多挑战和困难，霍尔斯特德仍然坚持医学事业。他在约翰·霍普金斯医学院担任外科教授直至去世，为外科学的发展做出了最后的贡献。

（3）逝世：霍尔斯特德于 1922 年 9 月 7 日在美国马里兰州的巴尔的摩市逝世，享年 70 岁。

7. 影响与遗产

（1）医学影响：霍尔斯特德被誉为"美国现代外科学之父"，他的贡献极大地推动了外科学的发展。他的手术技术、麻醉方法、消毒措施等至今仍被广泛应用于临床实践中。

（2）教育遗产：他创立的外科住院医生制度为美国乃至全球的外科医学教育树立了典范。他的学生中涌现出了许多杰出的外科医生，如神经外科之父哈维·库欣等。

（3）社会认可：霍尔斯特德的事迹和成就得到了广泛的认可。他被授予了多项荣誉和奖项，他的名字被刻在约翰·霍普金斯医学院的中心大楼上，以表彰他对医学事业的杰出贡献。

二、本·卡森

本·卡森（Ben Carson）被誉为"现代神经外科手术的先驱"之一，是美国著名的神经外科医生、医学教育家和政治家。他在医学领域的贡献卓越，特别是在神经外科手术和医学教育方面，对全球医学界产生了深远的影响。

（一）神经外科手术的革新者

1. 首创分离连体双胞胎手术

1987 年，卡森成功分离了一对枕部颅骨相连的双胞胎——帕特里克·宾德和本杰明·宾德。这是医学史上的一次重大突破，因为在此之前，分离连体双胞胎的手术成功率极低，且往往伴随着极高的死亡率和并发症。卡森通过创新的手术技术和精细的操作，使这对双胞胎成功分离并存活下来。

1997 年，卡森再次挑战医学极限，成功分离了一对头部相连的双胞胎卢卡·班达和约瑟夫·班达。这场手术历时 28 个小时，不仅成功分离了双胞胎，还填补了医学界在大脑半球切除和颅面重建手术技术上的空白。卡森因此被誉为"分离连体双胞胎手术的第一人"。

2. 推动神经外科手术技术的发展

卡森在神经外科手术领域有着深厚的造诣，他不断改进手术技术，提高手术的精确性和安全性。他的手术刀法以精准、细腻著称，被誉为"卡森刀法"。

卡森还积极参与神经外科手术器械的研发和改进，推动了神经外科手术技术的进步和发展。

（二）医学教育的杰出贡献

1. 培养神经外科医生

卡森在医学教育方面也有着杰出的贡献。他在约翰·霍普金斯大学医学院担任教授期间，致力于培养神经外科医生，传授手术技术和医学知识。

卡森的学生遍布全球，他们在神经外科领域取得了卓越的成就，为医学事业的发展做出了重要贡献。

2. 推动医学教育改革

卡森不仅注重手术技术的传授，还强调医学人文精神和职业素养的培养。他倡导以患者为中心的医疗服务理念，强调医生应具备高度的责任感和同情心。

卡森还积极参与医学教育改革的讨论和实践，推动医学教育向更加注重临床实践、人文关怀和科研创新的方向发展。

（三）医学领域的广泛影响

1. 获得国际认可

卡森的医学成就得到了国际医学界的广泛认可。他曾多次受邀在国际医学会议上发言，分享自己的手术经验和医学见解。

卡森还获得了多项国际医学奖项和荣誉，包括美国平民的最高荣誉——总统自由勋章等。

2. 激励医学界

卡森的事迹和成就激励了无数医学工作者不断前行。他的故事被拍成了电影《恩赐妙手：本·卡森医生》（Gifted Hands: The Ben Carson Story），在全球范围内产生了深远的影响。

卡森还积极参与公益活动，鼓励年轻人追求医学事业，为医学事业的发展和人类的健康事业贡献自己的力量。

（四）医学贡献的深远影响

1. 提高手术成功率

卡森在神经外科手术领域的革新和突破，大大提高了分离连体双胞胎等复杂手术的成功率。这不仅挽救了无数患者的生命，也为医学界提供了新的手术思路和方法。

卡森的手术技术和经验为后来的医学工作者提供了宝贵的参考和借鉴，推动了神经外科手术技术的进步和发展。

2. 推动医学教育的发展

卡森在医学教育方面的贡献为医学界培养了大量优秀的神经外科医生。他的教学理念和方法被广泛应用于医学教育中，推动了医学教育的发展和创新。

卡森还积极参与医学教育改革的讨论和实践，为医学教育向更加注重临床实践、人文关怀和科研创新的方向发展做出了重要贡献。

三、裘法祖

裘法祖在医学方面的贡献卓越且深远，被誉为"中国外科之父"。

（一）外科学领域的开创者与奠基人

1. 外科技术革新与"裘氏刀法"

裘法祖以其精准的外科刀法闻名，被誉为"裘氏刀法"。他一生改进了 20 余种普通外科手术操作手法，这些改进不仅提高了手术的精确性和安全性，还显著减少了患者的痛苦和并发症的发生。

2. 外科专科化的推动者

裘法祖敏锐地觉察到传统的"大外科"已不能适应外科医学的发展，于是着手勾画在外科领域建立专科的蓝图。他在国内率先将外科分为普通外科、骨科、胸心外科、小儿外科、泌尿外科、神经外科等，奠定了现代外科医学的专科概念。

（二）肝胆外科与器官移植外科的开拓者

1. 肝胆外科的先驱

裘法祖在肝胆外科领域取得了开创性的成就。他深入研究了晚期血吸虫病和肝炎后肝硬化引起的门静脉高压症的外科治疗，并创建了"贲门周血管离断术"，这一手术方法有效地治疗了食管胃底曲张静脉破裂大出血，挽救了无数患者的生命。

2. 器官移植外科的奠基人

裘法祖是中国器官移植外科的开拓者之一。他在 20 世纪 70 年代最早在中国开展从动物实验到临床的肝移植研究，为中国器官移植事业的发展奠定了坚实的基础。

他创建了中国最早的器官移植机构——同济医科大学器官移植研究所，并组建了中华医学会器官移植分会，推动了器官移植技术在中国的广泛应用。

（三）医学教育与人才培养

1. 医学教育的推动者

裘法祖一生致力于医学教育事业。他担任了多所医学院校的教授和名誉校长，为培养优秀的医学人才做出了巨大贡献。他强调医生要具备"三会""三知"的能力，即"手术要会做、经验要会写、上课要会讲""做人要知足，做事要知不足，做学问要不知足"。

2. 优秀医学人才的培育者

裘法祖亲手培养了大批优秀外科人才，其中不乏国内外知名学者。他以培育新秀为人生乐事，2004 年还拿出毕生奖金设立了"裘法祖普通外科医学青年基金"，鼓励和支持青年医学人才的发展。

（四）医学科普与学术交流

1. 医学科普的倡导者

裘法祖基于"医学归于大众"的理念，创办了国内第一本医学科普刊物《大众医学》，并担任主编多年。他通过科普文章向公众普及医学知识，增强了公众的健康意识和医学素养。

2. 学术交流的推动者

裘法祖积极参与国际国内的学术交流活动。他多次参加国际医学会议，与各国医学专家分享自己的手术经验和医学见解，推动了国际医学界的交流与合作。

（五）其他医学贡献

1. 胆道流体力学与胆结石成因的研究

裘法祖晚年致力于胆道流体力学与胆结石成因的研究，自体外牛胆汁中研制培育出"体外培育牛黄"，为胆结石的治疗提供了新的思路和方法。

2. 医学著作与期刊的主编

裘法祖一生撰写了 240 余篇论文，并主编了多种医学书籍和期刊，如《一般外科手术学》《黄家驷外科学》等，为外科学的发展和普及做出了重要贡献。

四、吴孟超

吴孟超在医学方面贡献卓越，特别是在肝胆外科领域，他推动了我国肝胆外科手术的发展，被誉为"中国肝胆外科之父"。

（一）创立肝脏外科理论和技术体系

1. 肝脏解剖"五叶四段"理论

吴孟超最先提出了中国人肝脏解剖"五叶四段"的新见解，这一理论奠定了我国肝脏外科的重要基础。他带领团队制作了大量肝脏血管铸型标本，通过深入研究，揭示了中国人肝脏的独特解剖结构。

2. 首创"常温下间歇肝门阻断切肝法"

为了解决肝脏手术中的出血问题，吴孟超在国内首创了"常温下间歇肝门阻断切肝法"。这种方法避免了长时间肝门阻断对肝脏功能的损害，显著提高了肝脏手术的成功率。

（二）突破肝脏手术禁区，提高肝癌手术成功率

1. 完成世界首例中肝叶切除手术

1963 年，吴孟超成功完成了世界首例中肝叶切除手术，突破了人体中肝叶手术禁区。这一成就使我国肝脏外科跻身国际先进行列。

2. 提高肝癌手术成功率

吴孟超研究出符合中国人体质的肝脏外科手术技术体系，使我国肝癌手术成功率从不到 50% 提高到 90% 以上，部分医院甚至达到 98.5%。这一巨大进步挽救了无数肝癌患者的生命。

（三）建立完整的肝脏疾病诊治体系

1. 早期诊治体系

吴孟超建立了完整的肝脏海绵状血管瘤和小肝癌的早期诊治体系，提高了肝脏疾病的诊断准确率和早期治疗率。

2. 中晚期肝癌治疗

在中晚期肝癌治疗方面，吴孟超较早应用肝动脉结扎法和肝动脉栓塞法，取得了显著疗效。他还开展了肝癌的二期手术和复发再切除手术，延长了患者的生存期。

（四）推动肝脏外科事业的发展

1. 创建肝胆外科疾病治疗及研究专科中心

吴孟超主持建立了肝胆外科疾病治疗及研究专科中心，推动了我国肝脏外科的学科建设和人才培养。

2. 培养高层次专业人才

吴孟超亲手培养了大批高层次专业人才，他的学生遍布全国各地，成为我国肝脏外科的中坚力量。他注重培养学生的实践能力和创新思维，鼓励他们在医学领域不断探索和创新。

（五）取得多项重大医学成果

1. 完成大量高难度手术

吴孟超从医 70 余年，完成了 1.6 万余台手术，其中包括许多高难度、复杂的肝脏手术。他的手术技术精湛，创造了许多医学奇迹。

2. 发表大量学术论文和专著

吴孟超在国内外知名刊物发表学术论文 300 余篇，出版《腹部外科手术学图谱》《肝脏外科学》等医学专著 19 部。他的学术成果为肝脏外科的发展提供了重要的理论支持。

（六）获得广泛认可和赞誉

1. 荣誉和奖项

吴孟超先后荣获国家最高科学技术奖、何梁何利医学基金奖、军队专业技术重大贡献奖、国际肝胆胰协会杰出成就奖等众多荣誉和奖项。他还被中央军委授予"模范医学专家"荣誉称号。

2. 小行星命名

2011 年 5 月，中国将 17606 号小行星命名为"吴孟超星"，以表彰他在医学领域做出的杰出贡献。

（七）医者仁心，关爱患者

1. 注重患者体验

吴孟超始终坚持以患者为中心，注重患者的体验和感受。他每次接诊都会对患者亲切微笑，聊聊家常，拉近与患者的距离。冬天查房时，他总是先把双手搓热，然后再和患者接触。

2. 坚持开设门诊

年逾九旬的吴孟超仍然坚持开设"星期二门诊"，为患者提供诊疗服务。他常说："只要患者需要，我随时可以投入战斗。"

第十一章　手术相关常见问题答疑

面对手术，您是否充满疑问和担忧？术前准备有哪些？手术过程是怎样的？术后又该如何护理？……为了帮助您更好地了解手术，缓解术前焦虑，本章将针对您最关心的问题进行解答，为您提供实用的建议和信息，助您以更从容的心态面对手术。

一、为什么家属不能进入手术室？

1. 无菌环境要求

手术室是一个高度无菌的环境，对于减少手术感染至关重要。手术过程中，患者的身体被打开，抵抗力大大降低，任何微小的细菌都可能引发严重的感染，危及患者的生命。

严格消毒程序：进入手术室的人员需要经过严格的消毒程序，包括更换专用的手术服、手术帽、口罩和鞋套，并进行手部消毒。家属通常没有接受过这样的专业培训和准备，他们的进入可能会无意中带入细菌和污染物，增加患者感染的风险。

空气净化系统：手术室的空气都经过了净化处理，以确保空气中的细菌数量极低。家属的进入可能会破坏这种无菌状态，增加感染的可能性。

2. 手术秩序和效率

空间有限：手术室的空间有限，对人员数量有严格限制。过多的人员会造成拥挤和混乱，不利于医护人员的快速行动和紧急情况的处理。

专业操作：手术涉及复杂的医疗操作，需要医护人员全神贯注地进行。家属在场可能会分散医护人员的注意力，干扰他们的工作，影响手术的效率和质量。

3. 医疗规定和流程

医疗规定和流程明确规定了家属不得进入手术室，这是对患者安全的保护，也是对医疗团队的尊重。这些规定和流程是基于科学和医疗原则制订的，旨在为患者提供最好的治疗条件和最大的康复机会。

二、为什么进手术室要戴手术帽？

所有进入手术室的人员都需要按规定进行规范着装，包括更换洗手衣、专用鞋，佩戴手术帽及口罩等。

无论医护人员或者手术患者均需要佩戴手术帽，因为人的头发上会附着空气中的微生物、尘埃等，为了防止头发、头屑以及头发上的微生物脱落污染手术区域，所有进入手术室的人员必须戴手术帽，以降低手术部位感染风险。

三、手术前为什么要禁食、禁饮？

手术前禁食、禁饮的主要目的是防止胃内容物反流误吸。在全身麻醉或麻醉镇静后，患者的贲门无法关闭，咽喉反射和呛咳反射也受到抑制。如果胃内寄存了食物，有可能反流进入气管或肺内，引起"误吸"，导致肺炎、窒息等严重后果。因此，手术前医护人员会反复确认患者是否禁食、禁饮，通常要求患者在术前 6~8 小时内禁食、禁饮，具体时间根据手术类型和麻醉方式而定。

四、手术过程中会疼吗？

手术过程中，患者通常不会感到疼痛。这是因为手术前会根据手术类型和患者的身体状况选择合适的麻醉方式。全身麻醉时，患者会完全失去意识，不会感到任何疼痛；局部麻醉或区域麻醉时，虽然患者保持清醒，但手术部位会被麻醉，患者也不会感到疼痛。不过，手术后随着麻醉效果的消退，患者可能会感到一定程度的疼痛，此时医生会根据需要使用镇痛药物来缓解疼痛。

五、为什么感觉在手术室里很冷？

1. 环境因素

手术室的温度通常控制在 21℃~25℃，湿度在 30%~60%，通常会让我们的肌肤感到冷意。恒定的温度可以抑制细菌的繁殖，由于手术室环境相对封闭，如果内部温度过高，可能造成空气中大量的细菌繁殖，易引起伤口感染。

2. 手术相关因素

术前要求患者禁食、禁饮，这可能导致热量摄入不足；术中使用生理盐水冲洗和盐水纱布填塞可能会引起热量流失；手术过程中若出现大量出血，需要迅速输入液体或血制品，这可能会引起机体"冷稀释"效应，从而导致患者体温下降。

3. 麻醉因素

麻醉会导致机体产热减少，麻醉药物导致的体温调节障碍会抑制血管收缩，抑制机体对温度改变的调节反应，患者只能通过自主防御反应调节温度的变化。

4. 设备因素

在手术室内，众多精密的仪器设备对环境温度有着极为严格的要求。过高的温度可能会干扰手术室内监测设备和仪器的正常功能。保持恒定的温度不仅能提升设备的性能，还能确保药物的稳定性。特定的药物需要在低温条件下储存，因此，手术室的低温设计对于维持药物的活性和效果至关重要，它有助于保障手术过程中用药的安全性和有效性。

考虑到患者的舒适性，医护人员根据实际情况采取保暖措施，如加温毯、恒温箱等，确保术中患者体温稳定。

六、手术衣为什么是绿色？

根据光学上的互补色原理，红色与绿色是一对互补色，不容易产生视觉上的疲劳。在手术过程中，医生需要长时间注视红色的血液，而绿色的手术衣则可以改善医生的视觉灵敏度，降低操作失误的可能性。同时血液沾到绿色的手术衣上会呈现黑色，不会对医生产生强烈的视觉冲击。

七、为什么手术床这么窄？

1. 利于手术操作
窄床使得手术医生能够更靠近患者，避免长时间弯腰操作，减轻手术疲劳，提高手术安全性。

2. 方便团队合作
手术中，主刀医生、助手和洗手护士需要紧密合作，窄床设计缩短了器械的传递距离，减少污染风险，也可以让手术医生和助手更好地配合，使得手术顺利进行。

八、为什么要在手指上套夹子？

手指上的夹子是血氧饱和度监测指套，作用是测量并监护人体血氧饱和度，方便医护人员查看手术患者呼吸循环情况，确保手术期间患者的生命安全。

九、为什么患者手术不允许佩戴首饰？

1. 防止误伤

电刀灼伤：在手术过程中，医生可能会使用高频电刀、超声刀等特殊设备。这些设备在使用时，如果患者佩戴金属饰品，可能会造成局部电流短路，形成局部热能聚积，导致皮肤灼伤。

压力型损伤：部分手术需要患者采取特定的体位，并可能长时间保持不动。如果患者佩戴了金属饰品，这些饰品在摆放体位时可能会被压在身体下方。由于患者处于麻醉状态，无法变换体位，长时间的压迫可能导致局部皮肤的压力性损伤，甚至皮肤破损。

2. 干扰仪器

影响准确性：首饰多属于金属材质，在手术过程中，可能会干扰手术中的精密仪器，如监护仪、电刀等，影响仪器设备的准确性和手术操作的顺利进行。

3. 影响手术视野

首饰，特别是较大的饰品，如项链、手镯等，可能会妨碍医生对手术部位的观察和操作，影响手术视野的暴露和消毒效果，从而影响手术的顺利进行。

4. 避免经济损失

患者意识不清：手术过程中，患者可能需要接受麻醉，无论是硬膜外麻醉还是全身麻醉，患者都可能在无意识状态下出现吞咽动作或身体移动。此时，如果佩戴首饰，首饰有可能脱落并被误吸入气管，造成窒息风险，或者在搬运、更衣过程中遗失或损坏。

经济损失：首饰多为贵重物品，一旦在手术过程中丢失或损坏，不仅会给患者带来麻烦，还可能引发医患纠纷。

十、手术风险有哪些？

手术风险包括但不限于感染、出血、血栓形成、器官损伤、麻醉风险等。手术风险的大小取决于多种因素，如手术类型、患者身体状况、医护人员操作水平等。手术前，医生会对患者进行全面评估，制订个性化的手术方案，并告知患者手术风险及可能发生的并发症。患者应充分了解手术风险，并在医生的指导下做出决策。

十一、手术后需要多久恢复？

手术后的恢复时间因手术类型、患者身体状况等因素而异。一般来说，小型手术如皮肤缝合、拔牙等，恢复时间较短，可能只需要几天到一周；而大型手术如心脏手术、器官移植等，恢复时间则较长，可能需要数周甚至数月。手术后，患者应遵循医生的指导进行恢复，包括饮食管理、伤口护理、活动指导等，以促进身体尽快康复。

十二、手术后如何护理伤口？

手术后伤口护理非常重要，直接关系到伤口的愈合和患者的康复。患者应保持伤口清洁干燥，避免沾水或污染。定期更换敷料，观察伤口有无红肿、渗液等异常情况。如有异常，应及时告知医护人员。同时，患者应遵循医生的指导进行活动，避免剧烈运动和牵拉伤口，以免影响伤口愈合。

十三、手术后可以吃什么？

手术后的饮食应根据手术类型和患者的身体状况而定。一般来说，术后初期患者应食用流质或半流质饮食，如米汤、稀粥、面条等，逐渐过渡到普通饮食。避免食用辛辣、刺激、油腻的食物，以免影响伤口愈合和身体恢复。同时，患者应保证充足的营养摄入，多吃富含蛋白质、维生素和矿物质的食物，如瘦肉、鱼类、蛋类、蔬菜和水果等。

十四、手术后多久可以出院？

手术后的出院时间因手术类型、患者身体状况、术后恢复情况等因素而异。一般来说，小型手术患者可能在术后几天内即可出院；而大型手术患者则可能需要住院数周甚至数月进行观察和治疗。医生会根据患者的术后恢复情况和身体状况来决定出院时间，并告知患者出院后的注意事项和随访计划。

十五、手术前后可以吸烟、喝酒吗？

手术前后应避免吸烟、喝酒。吸烟会损害呼吸道黏膜，引起呼吸道分泌物增加，容易造成术后肺不张和肺部感染；而酒精会影响心血管系统，增加手术风险，并且可能影响麻醉药物代谢。因此，患者在手术前后应戒烟限酒，以确保手术顺利进行和术后尽快康复。

十六、手术前需要做哪些检查？

手术前需要进行的检查因手术类型和患者身体状况而异。一般来说，常见的术前检查包括血液检查（如血常规、凝血功能、肝功能、肾功能等）、影像学检查（如 X 线、CT、MRI 等）、心电图检查等。这些检查有助于医生全面了解患者的身体状况，评估手术风险，并制订个性化的手术方案。患者应按照医生的要求进行术前检查，以确保手术顺利进行。

十七、手术前后可以化妆或涂指甲油吗？

手术前后应避免化妆或涂指甲油。化妆后（如涂口红、打眼影或粉底）会影响医生在手术中观察患者的面色，对患者是否缺氧不能及时准确判断。此外，麻醉过程中需要监测患者的血氧饱和度，而指甲上涂了厚厚的指甲油或戴了美甲会影响血氧饱和度的监测。因此，患者在手术前后应保持面部和指甲的清洁，避免化妆或涂指甲油。

十八、手术前为什么要进行备皮（剃毛）？

手术前备皮的主要目的是减少手术区域的毛发，降低手术切口感染的风险。毛发容易隐藏污垢和细菌，备皮后可以使手术区域更加清洁，便于消毒和手术操作。然而，现代手术理念更倾向于使用无损伤皮肤准备方法，如使用脱毛膏或电动剃毛器，以减少对皮肤的损伤和刺激。

十九、手术过程中为什么会使用止血带？

手术过程中使用止血带的主要目的是减少手术区域的出血，使手术视野更加清晰，便于医生进行精细的操作。止血带通过压迫血管，暂时阻断血液流动，从而减少手术区域的出血。然而，止血带的使用时间和压力需要严格控制，以避免对组织造成损伤和缺血性坏死。

二十、手术后的引流管是做什么用的？

手术后的引流管主要用于引流手术区域内的积液、积血或脓液等，防止这些液体在手术区域内积聚，引起感染或影响伤口愈合。引流管的种类和放置位置根据手术类型和患者身体状况而定，医生会根据患者的恢复情况决定何时拔除引流管。

二十一、手术后的瘢痕会消失吗？

手术后的瘢痕一般不会完全消失，但可以通过一些方法减轻瘢痕的明显程度。瘢痕的形成是伤口愈合过程中的自然现象，其大小和形状受多种因素影响，如手术类型、患者体质、伤口护理等。为了减轻瘢痕，患者可以在手术后遵循医生的建议进行伤口护理，如使用瘢痕贴、瘢痕膏等产品，或进行激光治疗等。

二十二、手术前后可以戴首饰或隐形眼镜吗？

手术前后应避免戴首饰或隐形眼镜。首饰可能会在手术过程中造成干扰或损伤，如戒指可能在术中影响手指的血液循环或造成皮肤损伤；而隐形眼镜在手术过程中可能会脱落或移位，影响患者的视力。因此，患者在手术前后应取下所有首饰和隐形眼镜，以确保手术顺利进行。

二十三、手术前后可以洗澡或洗头吗？

手术前后是否可以洗澡或洗头取决于手术类型和医生的建议。一般来说，手术前应避免洗澡或洗头，以免污染手术区域或增加感染风险。手术后，患者应在医生的指导下进行伤口护理和清洁，避免伤口沾水或受到污染。对于非手术区域的皮肤，患者可以根据医生的建议进行清洁和护理。

二十四、手术过程中医生如何确保手术器械的无菌？

手术过程中，医生通过一系列的无菌操作来确保手术器械的无菌。这包括使用无菌包装和保存手术器械，在手术开始前对手术器械进行严格的消毒和灭菌处理，以及在手术过程中严格遵守无菌操作原则，如使用无菌手套、无菌巾等。此外，手术室还配备了空气净化系统和层流洁净技术，以确保手术环境的无菌状态。

二十五、手术前后需要停用哪些药物?

手术前后需要停用的药物因患者身体状况和手术类型而异。一般来说,抗凝药物(如华法林、阿司匹林等)和抗血小板药物(如氯吡格雷等)需要在手术前停用一段时间,以减少手术过程中的出血风险。其他药物如降糖药、降压药等也需要在医生的指导下进行调整或停用。患者应在手术前告知医生自己正在服用的所有药物,以便医生根据具体情况制订个性化的用药方案。

二十六、手术过程中医生会如何监测患者的生命体征?

手术过程中,医生会使用各种监测设备来实时监测患者的生命体征,如心率、血压、呼吸频率、血氧饱和度等。这些监测数据对于评估患者的身体状况和手术效果至关重要。医生会根据监测结果及时调整手术方案和麻醉深度,以确保患者的安全。

二十七、手术后的随访和复查重要吗?

手术后的随访和复查非常重要。随访可以帮助医生了解患者的恢复情况,及时发现并处理可能出现的并发症;复查则可以评估手术效果,确保手术部位的愈合和功能的恢复。患者应按照医生的建议进行随访和复查,以便及时发现并处理任何问题。

二十八、女性生理期可以手术吗?

原则上月经期间不做手术,急诊手术除外。
女性在月经期间身体相对虚弱,免疫力和抵抗力都会有所下降,易发生感染。

月经期间，血液不易凝固，凝血功能障碍，这增加了手术过程中出血风险和血肿形成，可能影响术后愈合。

留置尿管患者的手术，由于尿道和阴道位置相近，更容易诱发尿道感染。

二十九、患者酒量大会不会麻不倒？

长期饮酒或酒量大的患者，确实可能对麻醉产生一定影响。这是因为长期饮酒会影响肝功能、血液内球蛋白和肝脏药酶体系等。特别是长期饮酒会诱导肝脏中肝药酶 P450 的表达水平增加，这种酶参与了许多药物的代谢过程，包括部分麻醉药物。因此，对于长期饮酒的患者，部分麻醉药物的代谢速度可能会加快。

然而，这并不意味着麻醉医生无法使患者达到麻醉状态。在手术麻醉中，麻醉医生会根据患者的具体情况，包括饮酒史、肝功能、凝血功能、肾功能等，制订具有针对性、个性化的麻醉方案，确保麻醉手术的安全和有效。为了确保麻醉手术的顺利进行，患者应在术前如实告知麻醉医生自己的饮酒情况，以便医生进行充分的麻醉风险评估和制订合适的麻醉方案。

三十、术后使用止痛药会上瘾吗？

止痛药是指能够部分或完全缓解疼痛的药物。这类药物通过降低引起疼痛的神经兴奋性，与大脑及身体其他部位的特定受体结合，阻断与疼痛相关的兴奋性神经递质。

止痛药主要分为两大类：一类作用于中枢神经系统，属于具有潜在成瘾性的止痛药，例如阿片类药物，它们能够减缓呼吸、缓解疼痛，并带来欣快感。这类药物因其高度成瘾性，必须受到严格管控。另一类作用于外周神经系统，属于非成瘾性的止痛药，这类药物本身不会导致成瘾，因此不存在成瘾问题。

患者应当遵循医生的指导正确使用止痛药，定期评估疼痛程度和药物效果，并及时调整治疗方案。

三十一、术后如何快速康复？

1. 科学饮食

手术后，身体需要足够的营养来支持恢复。建议摄入富含蛋白质的食物，如鸡蛋、牛奶、瘦肉、鱼类等，以及富含维生素和矿物质的新鲜蔬菜和水果。这些食物有助于促进伤口愈合和体力恢复。同时，要避免食用油腻、辛辣、刺激性食物以及酒精等，以减少对伤口的刺激。

2. 合理休息与活动

手术后，充足的休息对于身体的恢复至关重要。应尽量避免熬夜，保证充足的睡眠时间。然而，长时间的卧床并不利于身体的康复。在医生或护士的指导下，适当进行活动，如翻身、四肢活动等，可以促进血液循环，预防并发症的发生。随着身体的逐渐恢复，可以逐渐增加活动量，但要避免过度劳累。

3. 保持伤口清洁与干燥

伤口的清洁与干燥对于预防感染至关重要。应定期更换伤口敷料，保持伤口及其周围皮肤的清洁。同时，要避免伤口沾水，防止细菌感染。如果发现伤口出现红肿、疼痛加剧等异常现象，应及时告知医护人员进行处理。

4. 定期换药与复查

定期进行伤口换药可以清除皮肤上的细菌、坏死组织和炎性组织，有利于伤口的愈合。此外，还应按照医生安排的时间定期到医院进行复查，以了解身体的恢复情况。复查项目可能包括体格检查、实验室检查、影像学检查等。

5. 心理调适

手术后的心理调适同样重要。应积极面对手术带来的身体变化，保持乐观的心态。可以通过与家人、朋友交流，或者参加一些轻松的

133

活动来转移注意力，缓解焦虑情绪。

6.遵医嘱按时服药

手术后，医生可能会开具一些药物来促进身体的恢复。应遵医嘱按时服药，不要随意更改剂量或停药。同时，要注意观察药物的副作用，如有不适应及时与医生沟通。

综上所述，手术后快速康复需要科学饮食、合理休息与活动、保持伤口清洁与干燥、定期换药与复查、心理调适以及遵医嘱按时服药等多方面的努力。

第十二章　手术室的科技创新与未来展望

手术室，作为医院救治患者的核心场所，始终是医学科技创新的前沿阵地。从最初简陋的手术环境，到如今集数字化、智能化于一体的现代化手术室，科技的进步为外科手术带来了革命性的变革，也为患者带来了更安全、更精准、更舒适的治疗体验。

近年来，人工智能、机器人技术、虚拟现实、3D 打印等新兴技术的蓬勃发展，为手术室的未来描绘出更加令人振奋的蓝图。这些创新技术的应用，正在不断突破传统手术的局限，推动外科医学向着更精准、更微创、更个性化的方向发展。

一、3D 打印技术

3D 打印技术，作为一种先进的增材制造技术，近年来在医学领域的应用日益广泛。它不仅能够根据患者的具体需求进行个性化定制，还能制造出传统工艺难以实现的复杂结构，为医疗行业的发展带来了革命性的变化。

（一）定制化植入物

在医学领域，3D 打印技术最显著的应用之一就是定制化植入物的制造。传统的植入物往往是基于大量患者的平均数据来设计的，难以完全匹配每个患者的个体差异。而 3D 打印技术则可以根据患者的具体解剖结构、骨骼密度、组织形态等数据进行精准定制，从而制造出与患者身体完美匹配的植入物。

3D 打印技术还可以用于制造脊柱植入物、颅骨修复体、牙科植入物等多种类型的植入物。例如，对于因肿瘤切除、外伤等原因导致的颅骨缺损患者，3D 打印技术可以根据患者的头颅 CT 数据进行精准定制，制造出与患者颅骨完全匹配的修复体，实现完美的颅骨重建。

（二）假肢制造

假肢制造是 3D 打印技术在医学领域的另一个重要应用。传统的假肢制造往往需要经过复杂的模具制作、铸造、打磨等工序，不仅周期长、成本高，而且难以满足患者的个性化需求。而 3D 打印技术则可以根据患者的具体尺寸、形态、功能需求等数据进行快速定制，制造出既美观又实用的假肢。

（三）组织工程和生物打印

组织工程和生物打印是 3D 打印技术在医学领域的前沿应用之一。通过打印细胞、生物材料、生长因子等生物活性物质，3D 打印技术可以制造出具有生物功能的组织或器官，为解决器官短缺问题带来了希望。

（四）医疗器械和设备

3D 打印技术在医疗器械和设备的制造方面也发挥着重要作用。传统的医疗器械和设备往往需要根据患者的具体需求进行定制，而 3D 打印技术则可以根据患者的具体情况进行快速定制，提高手术效率和治疗效果。

（五）手术模型和规划

在手术规划和模拟方面，3D 打印技术也发挥着重要作用。通过打印出患者的患病部位模型，医生可以更加直观地了解患者的病情和解剖结构，从而制订出更加精准的手术方案。

（六）药物输送

3D 打印技术在药物输送方面也展现出了巨大的潜力。通过打印出具有特定形状、尺寸和结构的药物载体，3D 打印技术可以实现药物的精确释放和靶向输送，从而提高药物的疗效和安全性。

（七）人造皮肤修复体

在医学领域，3D 打印技术还可以用于制造人造皮肤修复体。通过打印出具有特定形状、尺寸和结构的皮肤细胞、生物材料以及生长因子等生物活性物质，3D 打印技术可以制造出具有生物功能的皮肤修复体，用于烧伤、创伤等患者的皮肤修复。

（八）3D 打印技术在医学中的应用优势

个性化定制：3D 打印技术可以根据患者的具体需求进行个性化定制，从而提高治疗的精准性和个性化程度。

复杂结构制造：3D 打印技术可以制造出传统工艺难以实现的复杂结构，为医疗行业的发展带来更多的可能性。

缩短制造周期：与传统的制造方式相比，3D 打印技术可以显著缩短制造周期，提高生产效率。

降低成本：通过减少材料浪费和提高生产效率，3D 打印技术可以降低制造成本，为患者提供更加经济、实惠的治疗方案。

二、虚拟现实和增强现实技术

虚拟现实（VR）和增强现实（AR）技术，作为当今科技领域的两颗璀璨明星，正以其独特的沉浸式体验，悄然改变着手术室这一传统医疗领域的工作方式。这两项技术不仅为医生提供了前所未有的视觉和操作体验，还极大地提升了手术的安全性和效率。

在手术规划阶段，虚拟现实（VR）技术发挥着举足轻重的作用。医生们可以利用 VR 技术，根据患者的 CT、MRI 等医学影像数据，创建出高度逼真的虚拟器官模型。这些模型不仅外观与真实器官无异，还能模拟器官的生理功能和动态变化。医生们可以在这个虚拟的环境中进行模拟手术操作，如同身临其境一般。这种模拟手术不仅帮助医生提前熟悉手术过程，规划手术路径，还能有效减少实际手术中的不确定性和风险。同时，VR 技术还为医学教学培训提供了全新的平台。医学生们可以在虚拟环境中反复练习手术技能，无须担心对真实患者造成伤害，从而大大提高了他们的手术水平和自信心。

而当手术真正开始时，增强现实（AR）技术则成为医生的得力助手。通过佩戴 AR 眼镜或头盔，医生们可以在手术视野中实时看到患者的器官结构、血管分布等关键信息。这些信息以直观、立体的方式呈现在医生眼前，使他们能够更准确地定位手术部位，避免误伤重要的组织结构。此外，AR 技术还能实时显示手术器械的位置和姿态，帮助医生更好地掌握手术进程，确保手术的顺利进行。在复杂的手术中，如神经外科、心脏外科等，AR 技术的辅助更是显得尤为重要。它不仅能够提高手术的精确度和安全性，还能缩短手术时间，减轻患者的痛苦。

三、智能手术机器人

在医疗科技日新月异的今天，智能手术机器人作为手术室科技创新的又一重要成果，正以其独特的优势和潜力，引领着外科手术的新革命。这些集成了高精度传感器、先进摄像头和灵活机械臂的智能设备，不仅代表了医疗技术的最前沿，更在医生的精准操控下，完成了一项又一项精细、复杂的手术操作，为无数患者带来了生命的希望。

（一）智能手术机器人的技术构成

智能手术机器人通常由几个核心部分组成：高精度传感器、高清摄像头、灵活的机械臂以及先进的控制系统。这些部件的协同工作，使得机器人能够准确地感知手术环境中的各种信息，实时传输清晰的手术视野图像，并以极高的精度和稳定性执行医生的手术指令。

（1）高精度传感器：智能手术机器人配备的传感器具有极高的灵敏度和准确性，能够实时感知手术过程中的微小变化，如组织的硬度、血管的搏动等。

这些传感器还能监测机械臂的位置、力量和运动轨迹，确保手术操作的精确无误。

（2）高清摄像头：机器人内置的摄像头提供了比传统腹腔镜手术更清晰、更广阔的手术视野。

摄像头可以360°旋转，医生可以根据需要调整视角，确保手术过程中的每一个细节都清晰可见。

（3）灵活的机械臂：机械臂是智能手术机器人的执行机构，它们具有多个自由度，可以模拟人手的各种动作。

机械臂的设计充分考虑了人体工程学和手术需求，既保证了手术的精确性，又减少了医生的疲劳感。

（4）先进的控制系统：控制系统是智能手术机器人的大脑，它负责处理传感器传来的信息，控制机械臂的运动，以及与医生进行交互。

控制系统通常具有高度的智能化和自适应性，能够根据手术过程中的实际情况做出快速、准确的反应。

（二）智能手术机器人的优势

与传统手术方式相比，智能手术机器人具有诸多显著优势。

（1）更高的精确性和稳定性：智能手术机器人的机械臂可以消除人手颤抖的影响，确保手术操作的精确无误。

机器人的运动控制精度极高，可以完成一些传统手术难以达到的精细操作。

（2）减少手术中的颤抖和误差：由于机器人的稳定性和精确性，手术过程中的误差大大减少，提高了手术的安全性。

机器人还可以实时反馈手术过程中的各种信息，帮助医生及时调整手术策略。

（3）实现远程手术操作：智能手术机器人支持远程手术操作，医生可以通过高速网络连接，在远离手术室的地方操控机器人进行手术。

这种远程手术方式不仅为偏远地区的患者提供了高质量的医疗服务，还使得专家资源得以更广泛的共享。

在特殊情况下，如疫情期间，远程手术可以减少医护人员的感染风险，保障医疗服务的连续性。

（4）提高手术效率：智能手术机器人的操作速度更快，可以减少手术时间，降低患者的麻醉风险。

机器人的精确控制也减少了手术过程中的出血量，有利于患者的术后恢复。

（5）增强医生的手术能力：智能手术机器人提供了比传统手术更清晰的视野和更精细的操作手段，使医生能够更自信地进行手术。

机器人的使用还减轻了医生的体力负担，使他们能够更长时间地保持集中注意力和手术精度。

四、未来手术室发展趋势：多元化、智能化的新篇章

手术室，作为医疗领域的核心阵地，承载着救治生命、守护健康的神圣使命。随着科技的飞速进步和创新浪潮的涌动，手术室正经历着前所未有的变革。未来，手术室将呈现出更加多元化、智能化的趋势，这一转变不仅将深刻影响手术的方式和流程，更将对医疗行业、患者以及医护人员产生深远影响。

（一）远程手术：跨越地域的医疗奇迹

远程手术，这一曾经只存在于科幻电影中的场景，如今正逐渐变为现实。随着 5G、物联网、云计算等技术的快速发展，远程手术将成为未来手术室的一种常态。医生可以通过高速、低延迟的网络连接，

操控智能手术机器人进行远程手术操作。这种手术方式不仅打破了地域的限制，使得偏远地区的患者也能享受到高质量的医疗服务，还在特殊时期（如疫情期间）减少了医护人员的感染风险。

随着远程手术技术的进一步完善和发展，网络延迟将进一步降低，以确保手术的实时性和准确性。手术机器人的精确性和稳定性将不断提高，通过更先进的传感器、算法和机械结构设计，机器人将能够更精准地执行医生的指令，确保手术的安全性和可靠性。同时，随着虚拟现实（VR）和增强现实（AR）技术的融合应用，医生将能够在远程手术中获得更加沉浸式的手术体验。通过 VR 头盔或眼镜，医生仿佛置身于手术室中，直观地看到患者的器官结构、血管分布等关键信息，从而提高手术的成功率。

远程手术的发展还将促进医疗资源的均衡分配。在偏远地区或医疗资源匮乏的地区，通过远程手术，患者可以接收到来自大城市或顶尖医疗机构的专家的治疗。这不仅提高了医疗服务的可及性，还促进了医疗知识的传播和共享。

（二）个性化医疗：量身定制的手术方案

随着基因测序、生物信息学、精准医疗等技术的快速发展，个性化医疗将逐渐成为手术室的重要发展方向。医生可以根据患者的基因信息、生理特征和病情情况，制订出更为精准、个性化的手术方案。这种个性化的手术方式不仅可以提高手术的成功率，还可以减少手术并发症的发生，加快患者的康复进程。

个性化医疗广泛地普及和应用，医生将能够利用更多的生物标志物和基因信息来指导手术决策。例如，在肿瘤手术中，医生可以通过分析患者的肿瘤基因信息，选择最合适的手术方式和化疗方案。同时，随着 3D 打印等技术的不断发展，个性化的手术植入物和器械也将得到更广泛的应用。医生可以根据患者的具体情况，设计出最符合患者需求的植入物，如骨骼、关节、牙齿等，通过 3D 打印技术制造出来，并在手术中植入患者体内。

个性化医疗的发展还将促进医疗模式的转变。从传统的"一刀切"的手术方式，到根据患者的个体差异进行量身定制的手术方案，医疗将更加注重患者的个体差异和需求。这将使得医疗更加人性化、精准化，提高医疗服务的质量和效率。

（三）手术辅助系统：智能化的得力助手

随着人工智能、大数据、机器学习等技术的快速发展，手术辅助系统将变得更加智能。未来的手术辅助系统将能够实时分析手术过程中的各种数据，为医生提供更为准确、实时的手术辅助信息。

智能手术导航系统将是手术辅助系统的重要组成部分。通过结合医学影像技术、计算机图形学和人工智能技术，智能手术导航系统可以实时显示患者的器官结构、血管分布等关键信息，帮助医生更准确地定位手术部位。在复杂的手术中，如神经外科手术、心脏外科手术等，智能手术导航系统将成为医生的得力助手，提高手术的精确性和安全性。

智能手术器械也将得到广泛发展。未来的手术器械将具备更多的智能功能，如自动调整参数、姿态感知、力度控制等。通过内置的传感器和算法，智能手术器械可以实时感知手术过程中的变化，并自动调整参数和姿态，以适应手术的需求。这将使得手术更加顺畅、高效，减少手术过程中的误差和风险。

此外，未来的手术辅助系统还将具备更强的自主学习和决策能力。通过不断学习和分析手术过程中的数据，手术辅助系统将能够逐渐掌握手术技巧和规律，为医生提供更为智能、高效的手术辅助支持。例如，在手术过程中，手术辅助系统可以根据患者的生理指标和手术进程，实时为医生提供手术建议，如调整手术方式、控制出血量等。这种智能化的手术辅助系统将大大提高手术的安全性和效率，为医护人员提供更好的手术体验。

（四）手术室数字化管理：高效、便捷的新模式

随着信息技术的不断发展，手术室将逐渐实现全面数字化管理。未来的手术室将配备各种先进的数字化设备和管理系统，如电子病历系统、手术排班系统、设备管理系统、物资管理系统等。这些系统将能够实现手术室信息的实时采集、存储和分析，为医护人员提供更为便捷、高效的管理工具。

电子病历系统将是手术室数字化管理的核心。通过电子病历系统，医护人员可以实时记录患者的手术信息、病情变化、用药情况等关键信息，确保信息的准确性和完整性。同时，电子病历系统还可以实现信息的共享和传输，使得不同科室、不同医院之间的医护人员可以方便地获取患者的手术信息，提高医疗服务的协同性和效率。

手术排班系统也将得到广泛应用。通过手术排班系统，医院可以合理安排手术时间和手术室资源，确保手术的顺利进行。同时，手术排班系统还可以为医护人员提供手术通知、手术准备等提醒功能，提高医护人员的工作效率和满意度。

设备管理系统和物资管理系统也将成为手术室数字化管理的重要组成部分。通过设备管理系统，医院可以实时监控手术室设备的运行状态和使用情况，及时进行维护和保养，确保设备的正常运行。通过物资管理系统，医院可以实时掌握手术室物资的库存情况和消耗情况，及时进行补充和采购，确保手术的顺利进行。

数字化管理还将为手术室的质量控制和安全管理提供更好的支持。通过实时监控和分析手术室的各种数据，医护人员可以及时发现潜在的安全隐患和质量问题，采取相应的措施进行改进和优化。例如，通过监控手术室的空气质量、温度、湿度等环境参数，医护人员可以确保手术室环境的舒适性和安全性；通过监控手术器械的清洗、消毒、灭菌等过程，医护人员可以确保手术器械的无菌性和安全性。

（五）手术室环境的人性化设计：关爱医护人员的身心健康

未来手术室的发展不仅注重技术的创新和效率的提升，还更加关注医护人员的身心健康。手术室环境的人性化设计将成为未来手术室发展的重要方向。

手术室将更加注重采光和通风设计。通过合理的采光和通风设计，手术室将保持明亮、清新的环境，为医护人员提供舒适的工作条件。同时，手术室还将配备先进的空气净化系统，确保手术室空气的洁净度和安全性。

手术室还将注重噪声的控制。通过采用隔音材料、优化设备布局等措施，手术室将降低噪声水平，为医护人员提供一个安静、专注的工作环境。这将有助于减少医护人员的压力和疲劳感，提高工作效率和满意度。

此外，手术室还将配备舒适的休息区和更衣室等设施，为医护人员提供休息和更衣的便利条件。这些设施将使得医护人员在紧张的手术之余，能够得到充分的休息和放松，保持良好的身心状态。

科学技术的不断发展不仅改变手术室的工作方式和流程，还将对医疗行业、患者和医护人员产生深远的影响。对于医疗行业而言，这些趋势将推动医疗技术的不断创新和发展，提高医疗服务的质量和效率；对于患者而言，这些趋势将为他们提供更加安全、高效、个性化的医疗服务；对于医护人员而言，这些趋势将为他们提供更好的工作环境和条件，提高工作效率和满意度。

我们有理由相信，在未来的发展中，手术室将继续保持其作为生命守护者殿堂的重要地位。随着科技的不断进步和创新浪潮的涌动，手术室将迎来更加多元化、智能化的新篇章。

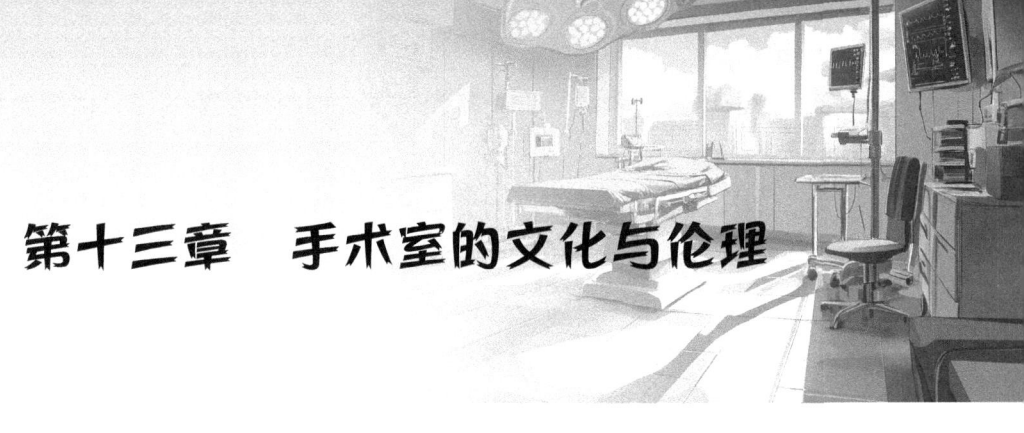

第十三章　手术室的文化与伦理

手术室，一个充满神秘色彩的地方，无影灯下，是生命的脆弱与坚韧，是科技的精密与力量，更是医者仁心的温度与光芒。在这里，每一次手术都是一场与死神的博弈，每一台手术都承载着患者和家属的希望。手术室文化，是医院文化的重要组成部分，它体现了手术团队的价值观念、行为准则和精神风貌。严谨求实、精益求精、团结协作、无私奉献，是手术室文化的核心内涵。而手术室伦理，则关乎生命尊严、患者权益和医疗公平，是手术室文化的重要基石。

一、手术室的文化氛围

手术室，作为医院的核心部门，承载着救治生命、缓解病痛的重任。其独特的工作环境和文化氛围，不仅塑造了医护人员的职业形象，也深刻影响着他们的行为和决策。

（一）手术室独特的工作环境

手术室是一个高度专业化、技术密集且充满挑战的场所。这里，每一分每一秒都至关重要，因为每一个细微的操作都可能关系到患者的生死存亡。

1. 无菌与严格的操作规程

手术室的首要要求是无菌环境。从医护人员进入手术室的那一刻起，就必须严格遵守无菌技术原则。从洗手消毒、穿戴手术衣帽，到手术器械的消毒灭菌，每一个环节都不容忽视。这种对无菌环境的严格要求，是为了最大限度地减少手术过程中的感染风险，保障患者的安全。

同时，手术室还有着一套严格的操作规程。从手术的准备阶段到实施阶段，再到术后的整理阶段，每一个步骤都有明确的规定和要求。医护人员必须严格按照规程操作，确保手术的顺利进行。

2. 紧张而有序的工作氛围

手术室的工作氛围紧张而有序。手术过程中，医护人员需要时刻保持高度的专注和警惕。他们必须密切关注患者的生命体征变化，及时应对各种突发情况。在这种高压环境下，医护人员需要具备良好的心理素质和应变能力，以确保手术的顺利进行。

手术室的工作节奏也非常快。医护人员需要在有限的时间内完成复杂的手术操作，这就要求他们必须具备扎实的专业技能和丰富的经验。

3. 高度协作的团队精神

手术室的工作需要团队间的默契配合。手术团队通常由主刀医生、助手医生、麻醉医生、护士等多人组成。他们各自扮演着不同的角色，但目标却是一致的——那就是确保手术的成功。在手术过程中，团队成员之间需要保持良好的沟通和协作，共同应对各种挑战。

（二）手术室的文化氛围

手术室的文化氛围是医护人员长期共同工作、相互磨合而形成的。这种氛围不仅体现在医护人员的工作态度和行为举止上，更深深植根于他们对生命的尊重与敬畏之中。

1. 对生命的尊重与敬畏

在手术室里，每一个生命都是宝贵的。医护人员深知自己肩负的责任重大，他们对每一位患者都充满了尊重和敬畏。在手术过程中，他们会全力以赴地救治患者，尽自己最大的努力来挽救生命。这种对生命的尊重与敬畏，不仅体现在手术技术上，更体现在医护人员对患者的关怀和照顾上。

2. 团队间的默契配合与信任

手术室的工作需要团队间的默契配合与信任。在手术过程中，团队成员之间需要保持良好的沟通和协作，共同应对各种挑战。他们必须相互信任、相互支持，才能确保手术的顺利进行。

例如，在一台复杂的手术中，主刀医生需要助手医生的紧密配合来完成某些关键步骤。而麻醉医生则需要密切关注患者的生命体征变化，及时调整麻醉药物的剂量和速度。护士则需要负责手术器械的传递和整理工作。只有团队成员之间保持良好的沟通和协作，才能确保手术的顺利进行。

3. 持续学习与追求卓越

手术室是一个不断学习和进步的地方。医护人员需要不断更新自己的知识和技能，以适应不断变化的医疗技术和手术需求。他们通过参加培训、研讨会等活动来提升自己的专业素养和技能水平。

同时，手术室也是一个追求卓越的地方。医护人员不断追求更高的手术成功率和更好的患者满意度。他们通过总结经验教训、优化手术流程等方式来提高手术质量和效率。

（三）手术室文化对医护人员行为和决策的影响

1. 提高专业素养和技能水平

手术室的文化氛围鼓励医护人员不断学习和提高自己的专业素养和技能水平。在这种氛围下，医护人员会更加注重自己的知识和技能更新，不断追求进步和提高。这种对专业素养和技能水平的追求，不仅提高了医护人员的个人能力，也提高了整个手术团队的整体水平。

2. 增强团队协作意识和沟通能力

手术室的文化氛围强调团队间的默契配合与信任。在这种氛围下，医护人员会更加注重团队协作和沟通能力的培养。他们学会如何在紧张的工作环境中与同事保持良好的沟通和协作，共同应对各种挑战。这种团队协作意识和沟通能力的培养，不仅提高了手术的成功率，也提高了医护人员的工作效率和满意度。

3. 促进人文关怀和职业道德建设

手术室的文化氛围还促进了人文关怀和职业道德建设。在这种氛围下，医护人员会更加注重对患者的关怀和照顾，学会如何在工作中保持公正、诚信和尊重患者。这种人文关怀和职业道德建设，不仅提高了医护人员的职业素养和形象，也提高了患者对医疗服务的满意度和信任度。

二、手术室的伦理问题

手术室作为医疗活动的核心场所，不仅承载着救治生命的重任，也面临着诸多伦理挑战。这些伦理问题不仅关系到患者的生命健康和权益保障，也关系到医护人员的职业声誉和医疗行业的整体形象。

（一）手术室中可能遇到的伦理问题

1. 患者隐私保护

在手术室中，患者的隐私保护是一个重要的伦理问题。由于手术需要暴露患者的身体部位和病情信息，因此医护人员必须严格遵守隐私保护原则，确保患者的个人信息和病情不被泄露。然而，在实际工作中，由于各种原因（如医护人员疏忽、设备故障等），患者的隐私有时可能会被泄露。这种泄露不仅会给患者带来尴尬和困扰，还可能对患者的心理和社会关系造成负面影响。

2. 手术风险告知

手术风险告知是手术前必须进行的一项重要工作。医护人员需要向患者详细解释手术的风险和可能出现的并发症，以便患者能够充分了解手术的风险和后果，并做出明智的决策。然而，在实际工作中，由于各种原因（如医护人员沟通能力不足、患者理解能力有限等），手术风险告知有时可能不充分或不清楚。这种不充分或不清楚的告知可能会导致患者对手术的风险和后果产生误解或忽视，从而影响患者的决策和手术效果。

3. 器官捐献与移植

器官捐献与移植是手术室中另一个重要的伦理问题。由于器官捐献和移植涉及患者的生命权和自主权，因此医护人员必须严格遵守相关法律法规和伦理规范，确保器官捐献和移植的合法性和伦理性。然而，在实际工作中，由于各种原因（如器官供需矛盾、患者家属意愿不一致等），器官捐献与移植有时可能会面临一些伦理挑战。

4. 医疗资源分配

在手术室中，医疗资源的分配也是一个重要的伦理问题。由于医疗资源的有限性，如何在不同患者之间合理分配医疗资源成为一个亟待解决的问题。例如，在紧急情况下，如果有多名患者需要同时进行手术而医疗资源有限时，医护人员需要如何进行决策和分配成为一个重要的伦理问题。

5. 医护人员职业倦怠与压力管理

手术室的工作强度大、压力大，医护人员长期处于高压状态下容易出现职业倦怠和心理问题。这不仅会影响医护人员的工作效率和满意度，还可能对患者的生命健康造成潜在威胁。因此，如何有效管理医护人员的职业倦怠和压力也成了一个重要的伦理问题。

（二）伦理问题对医护人员和患者的影响

1. 对医护人员的影响

（1）职业声誉受损：如果医护人员未能妥善处理伦理问题，导致患者权益受到损害或产生不良后果，将会严重影响医护人员的职业声誉和形象。这不仅会影响医护人员在职场上的发展机会和晋升机会，还可能对其未来的职业生涯产生长期负面影响。

（2）心理压力增大：面对复杂的伦理挑战和患者的期望与需求，医护人员可能会感到困惑、焦虑和压力。这种心理压力不仅会影响医护人员的工作效率和满意度，还可能对其身心健康造成负面影响。长期的心理压力还可能导致医护人员出现职业倦怠和心理问题。

（3）法律责任风险增加：如果医护人员未能遵守相关法律法规

和伦理规范，导致患者权益受到损害或产生不良后果，将会面临法律追究和处罚的风险。这不仅会给医护人员带来经济上的损失，还可能对其职业生涯产生毁灭性打击。

2. 对患者的影响

（1）生命健康受到威胁：如果医护人员未能妥善处理伦理问题，导致患者权益受到损害或产生不良后果，将会直接威胁到患者的生命健康和安全。例如，在手术过程中未能妥善保护患者隐私或未能充分告知手术风险等情况都可能对患者造成不可挽回的损害。

（2）心理困扰增加：面对隐私泄露、手术风险告知不充分或不清楚等问题，患者可能会感到尴尬、恐惧和不安。这种心理困扰不仅会影响患者的情绪和心理状态，还可能对其康复和治疗产生负面影响。长期的心理困扰还可能导致患者出现心理问题或社交障碍等问题。

（3）信任度降低：如果医护人员未能妥善处理伦理问题导致患者权益受到损害或产生不良后果时，患者可能会对医护人员和医疗机构产生不信任感。这种不信任感不仅会影响患者对医疗服务的满意度和信任度，还可能对整个医疗行业的形象和声誉造成负面影响。

（三）解决方案或建议

1. 加强伦理教育和培训

（1）定期开展伦理讲座和研讨会：医疗机构可以定期组织伦理讲座和研讨会等活动，邀请伦理学家、法律专家等人士为医护人员讲解伦理知识和法律法规等。通过这些活动可以帮助医护人员增强伦理意识和法律意识，提高其处理伦理问题的能力。

（2）将伦理教育纳入医护人员培训体系：医疗机构可以将伦理教育纳入医护人员的培训体系之中，将其作为医护人员的必修课程之一。通过系统的伦理教育可以帮助医护人员更好地理解和掌握伦理知识和法律法规等内容，提高其职业素养和道德水平。

2. 完善隐私保护措施

（1）加强医护人员隐私保护意识培训：医疗机构可以加强对医

护人员的隐私保护意识培训，帮助其认识到保护患者隐私的重要性并掌握相关隐私保护技能和方法等。

（2）建立健全隐私保护制度和流程：医疗机构可以建立健全隐私保护制度和流程，明确医护人员在手术过程中需要遵守的隐私保护原则和规范，并加强对这些制度和流程的执行和监督力度，以确保患者隐私得到妥善保护。

3. 改进手术风险告知方式

（1）采用通俗易懂的语言进行告知：医护人员应采用通俗易懂的语言向患者详细解释手术的风险和可能出现的并发症等，避免使用过于专业的术语或语言导致患者无法理解或产生误解等情况发生。

（2）提供多种告知方式供患者选择：医护人员可以提供多种告知方式如口头告知、书面告知、视频告知等方式供患者选择，以满足不同患者的需求和偏好。

（3）加强医护人员沟通能力培训：医疗机构可以加强对医护人员的沟通能力培训，帮助其提高与患者沟通交流的技巧和能力，以便更好地向患者解释手术风险和后果并取得患者的信任和配合。

4. 合理分配医疗资源

（1）建立医疗资源分配原则和规范：医疗机构可以建立医疗资源分配原则和规范，明确在不同情况下如何合理分配医疗资源，并加强对这些原则和规范的执行和监督力度，以确保医疗资源的合理利用和分配。

（2）加强医护人员培训和教育：医疗机构可以加强对医护人员的培训和教育力度，帮助其了解医疗资源分配的重要性和原则，并提高其处理医疗资源分配问题的能力。

5. 有效管理医护人员职业倦怠和压力

（1）提供心理支持和辅导服务：医疗机构可以为医护人员提供心理支持和辅导服务，帮助其缓解心理压力和职业倦怠等问题，提高其工作效率和满意度。

（2）合理安排工作时间和休息时间：医疗机构可以合理安排医

护人员的工作时间和休息时间，避免医护人员长期在高压状态下工作而导致身心疲惫等问题发生。

（3）建立激励机制和奖励制度：医疗机构可以建立激励机制和奖励制度，对表现优秀的医护人员进行表彰和奖励以激发其工作积极性和创造力。

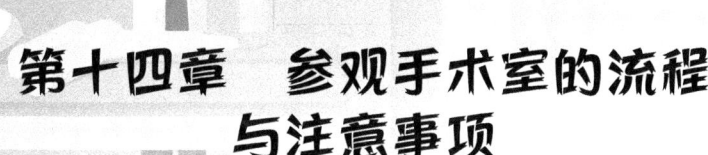

第十四章 参观手术室的流程与注意事项

手术室，承载着无数生命的希望与重生。对于非医疗专业人士来说，手术室往往蒙着一层神秘的面纱，令人充满好奇又心生敬畏。为了让更多人了解手术室，感受医学科技的魅力，许多医院都开放了手术室参观活动。然而，手术室作为医院的重要区域，其环境要求严格，参观流程也需规范。本节内容将为您详细介绍手术室参观的流程和主要事项，帮助您安全、有序地走进无影灯下的世界。

一、参观手术室流程

参观手术室是一个需要严格遵守规定和流程的过程。以下是参观手术室的一般流程：

1. 申请与审批

参观手术室前，需要向相关部门提出申请。对于院外人员，如其他医院的医生或医学生，通常需要提前与医务部联系，并填写"参观手术申请单"。申请单中应包含参观者的姓名、身份、拟参观时间、内容等信息。医务部会与手术室护士长、术者联系，确认是否同意参观。对于院内人员，如进修医生或实习生，需要在手术通知单上注明参观者姓名和参观手术的名称，由手术室发放参观卡，凭卡参观。

对于研究生参观手术室，通常需要通过特定的申请渠道，如钉钉App，向相关科室主任、医务部和手术室护士长提出申请，待通过后方可进入。

2. 准备与着装

参观手术室前，需要做好充分的准备工作。参观者需要穿参观服、戴口罩与手术帽、换手术鞋，并携带参观证或参观卡。这些物品需要在进入手术室前领取，并在离开时归还或放回指定地点。

参观者的着装必须整洁、规范，头发不得外露，口罩应盖住口鼻。对于患有上呼吸道感染或面部、颈部、手部感染者，应避免进入手术室，以免增加手术室的感染风险。

3. 进入手术室

在手术一切准备就绪后，参观者可以按照规定的时间和路线进入手术室。进入手术室时，需要遵守手术室的门禁管理制度，出示参观证或参观卡，并在门禁处领取衣物、鞋柜钥匙等物品。

4. 参观手术过程

在参观手术过程中，参观者应遵守无菌原则，不得离无菌区太近（一般约 30cm）或站立过高。同时，参观者不得在手术间内随意走动或进入非参观手术间，以免影响无菌操作及手术的进行。

参观者应仔细观察手术过程，学习手术技巧和操作方法。但需要注意的是，参观者不得私自拍照或摄像，以免泄露患者隐私或手术过程。如需留下影像资料，应出示医教部门的相关手续。

5. 离开手术室

参观结束后，参观者需要按照规定的时间和路线离开手术室。离开时，需要将参观服、口罩、手术帽、手术鞋等物品归还或放回指定地点，并交还衣物、鞋柜钥匙等物品。

同时，参观者需要对手术室的工作人员表示感谢，并遵守手术室的离室规定，如不得将手术室内的物品带出等。

二、参观手术室注意事项

参观手术室时，需要遵守一系列注意事项，以确保手术室的正常运行和患者的安全。以下是一些重要的注意事项：

1. 严格遵守无菌原则

无菌原则是手术室的基本原则之一。参观者在进入手术室前需要接受严格的消毒和更衣程序，以确保不会带入细菌或其他污染物。在参观手术过程中，参观者应遵守无菌操作规范，如不得触摸手术器械、敷料等无菌物品，不得跨越无菌区等。

2. 保持安静和整洁

手术室是一个需要高度集中注意力和保持安静的环境。参观者在进入手术室后应保持安静，不得大声喧哗或谈论与手术无关的话题。同时，参观者应保持整洁，不得随意丢弃垃圾或破坏手术室的卫生环境。

3. 遵守手术室规章制度

手术室有一系列严格的规章制度，如门禁管理制度、物品清点制度、消毒隔离制度等。参观者应遵守这些规章制度，如不得私自进入非参观手术间、不得将手术室内的物品带出等。同时，参观者应尊重手术室的工作人员，不得干扰他们的工作或提出不合理的要求。

4. 保护患者隐私和手术过程

参观者在参观手术过程中应尊重患者的隐私权和手术过程的保密性。不得私自拍照或摄像，不得泄露患者的个人信息或手术过程。如需留下影像资料，应经过患者同意并遵守医院的相关规定。

5. 服从手术室工作人员管理

手术室的工作人员是手术室的主体和核心力量。他们负责手术室的日常运行和患者的安全。参观者应服从手术室工作人员的管理和指导，遵守他们的规定和要求。如有任何疑问或需要帮助，应及时向手术室工作人员请教或寻求帮助。

6. 注意个人安全和贵重物品保管

参观者在参观手术室时需要注意个人安全。如遵守手术室的消防安全规定、不得随意触碰手术器械或设备等。同时，参观者应妥善保管自己的贵重物品，如手机、钱包等。在手术室内应保持手机关闭或调至静音状态，以免影响手术室的正常运行或泄露患者隐私。

7. 特殊情况下的处理

在参观手术室过程中，可能会遇到一些特殊情况，如急诊手术、特殊感染手术等。在这些情况下，参观者应遵守手术室的相关规定和要求，如不得进入正在进行手术的手术间、不得接触特殊感染手术后的物品等。同时，参观者应尊重手术室工作人员的处理方式和决策，不得干扰他们的工作或提出不合理的要求。

参观手术室是一个重要的学习和交流过程。通过参观手术室，医学生和医生可以了解手术室的运行机制和手术过程，提高自己的专业技能和知识水平。同时，参观手术室也可以促进医院之间的交流和合作，推动医学事业的发展。

在未来，随着医疗技术的不断进步和手术室管理的不断完善，参观手术室的流程和注意事项也将不断更新和完善。例如，可以引入更先进的消毒技术和设备来确保手术室的无菌环境；手术室的管理将更加智能化和自动化。例如，通过使用智能门禁系统，可以更精确地控制进入手术室的人员，减少不必要的干扰和潜在的污染风险。此外，手术室内的环境监测系统将更加完善，能够实时监控空气质量、温度和湿度等关键指标，确保手术环境的稳定性和安全性。可以建立更完善的门禁管理制度来确保手术室的安全和秩序；可以加强手术室工作人员的培训和考核来提高他们的专业素养和服务质量等。随着技术的发展，在培训方面，手术室工作人员将接受更为全面和系统的培训，包括最新的医疗知识、操作技能以及紧急情况下的应对措施。这将有助于提升整个手术团队的协作效率和应对突发事件的能力。

对于参观者而言，未来可能会有更多互动式的教育工具和模拟设备，使得参观手术室的过程更加生动和有教育意义。通过模拟手术过程，参观者可以更直观地理解手术流程和医疗团队的工作方式，从而获得更深层次的学习体验。

综上所述，随着医疗技术的不断进步和管理方法的创新，参观手术室将变得更加高效和安全，同时也会为医学教育和专业发展提供更加丰富的资源和平台。

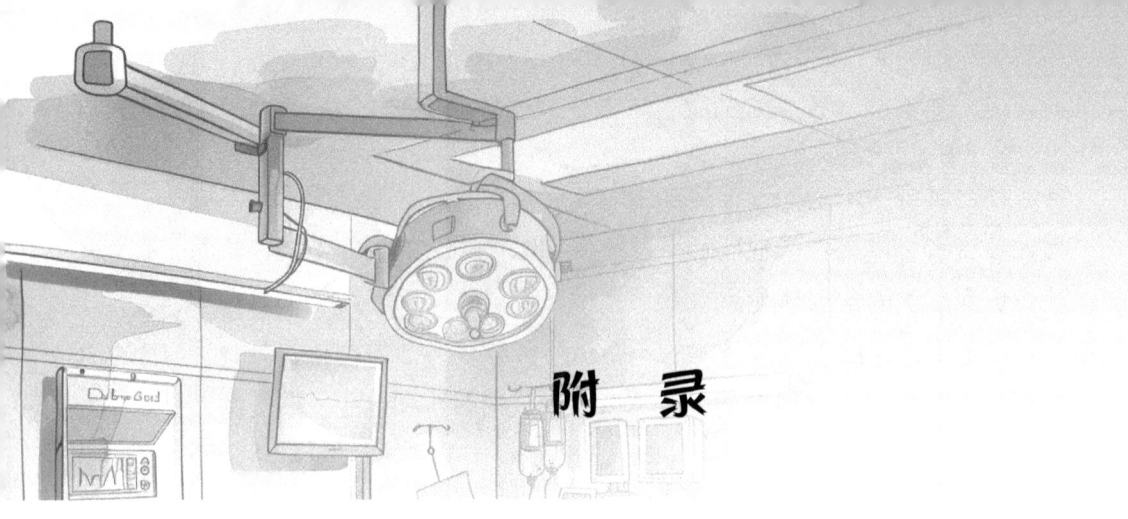

附 录

一、实施手术安全核查的内容及流程

1. 麻醉实施前

应确认手术患者身份、手术部位、手术名称及相关的术前准备是否完成。三方（手术医生、麻醉医生、手术室护士）按《手术安全核查表》依次核对患者身份（姓名、性别、年龄、登记号）、手术方式、麻醉方式、知情同意情况、手术部位与标识、麻醉安全检查、皮肤是否完整、术野皮肤准备、静脉通道建立情况、患者过敏史、抗菌药物皮试结果、术前备血情况、假体、体内植入物、影像学资料等内容。

2. 手术开始前

核查三方人员应暂停手中工作，进行手术安全核查，确保三方核查人员在各自专业角度关键问题上的再次沟通、风险预警及相应准备情况确认。三方共同核查患者身份（姓名、性别、年龄、登记号）、手术方式、手术部位与标识、确认风险预警等内容。手术物品的准备情况由手术室护士汇报。

3. 患者离开手术室前

应确保准备的手术物品清点、正确的术后注意事项等。三方共同核查患者身份（姓名、性别、年龄、登记号）、实际手术方式、术中用药、输血、手术物品清点、手术标本确认、检查皮肤完整性、动静脉通路、引流管、确认患者去向等内容。

以上核查步骤，三方确认后分别在《手术安全核查表》上签名。若出现手术医生、麻醉医生或护士更换时，应据实签名。

二、手术室常用术语解释

1. 手卫生（hand hygiene）

手卫生是指医务人员洗手、卫生手消毒和外科手消毒的总称。

2. 外科手消毒（surgical hand antisepsis）

外科手消毒是指外科手术前用肥皂（液）或抗菌皂（液）和流动水洗手，再用手消毒剂清除或杀灭手部暂居菌、常居菌的过程。使用的手消毒剂具有持续抗菌活性。

3. 常居菌（resident skin flora）

常居菌也称固有性细菌，能从大部分人的皮肤上分离出来的微生物，是皮肤上持久的固有的寄居者，不易被机械摩擦清除。一般情况下不致病。

4. 暂居菌（transient skin flora）

暂居菌是指寄居在皮肤表面，常规洗手容易被清洁的微生物，直接接触患者或被污染物的表面时可获得，可随时通过手传播，与医院感染密切相关。

5. 速干手消毒剂（alcohol-based hand rub）

速干手消毒剂是指含有醇类和护肤成分的手消毒剂，包括水剂、凝胶和泡沫型。

6. 免冲洗手消毒剂（waterless antiseptic agent）

免冲洗手消毒剂是指主要用于外科手消毒，消毒后不需用水冲洗的手消毒剂，包括水剂、凝胶和泡沫型。

7. 外科手消毒设施（surgical hand disinfection facilities）

外科手消毒设施是指用于洗手与手消毒的设施，包括洗手池、水龙头、流动水、清洁剂、干手用品、手消毒剂、手刷、计时装置、清洁指甲用品等。

8. 无接触式戴无菌手套（closed gloving/non-contact gloving）

无接触式戴无菌手套是指手术人员在穿手术衣时手不露出袖口，独自完成或由他人协助完成戴手套的方式。

9. 无菌区域（aseptic area）

无菌区域是指经过灭菌处理而未被污染的区域。

10. 无菌物品（aseptic supply）

无菌物品是指经过物理或化学方法灭菌后，未被污染的物品。

11. 无菌包（sterile package）

无菌包是指经过灭菌处理后，未被污染的手术包。

12. 无菌器械台（sterile instrument table）

无菌器械台是指手术过程中存放无菌物品、手术器械等物品的操作区域。

13. 消毒（disinfection）

消毒是指杀死病原微生物，但不一定能杀死细菌芽孢的方法。

14. 灭菌（sterilization）

灭菌是指用物理或化学的方法杀灭全部微生物，包括致病和非致病性微生物以及芽孢，使之达到无菌保障水平。

15. 手术刀（scalpel）

手术刀是指用于切开皮肤和组织的锐利刀具。

16. 止血钳（hemostat）

止血钳是指用于夹住血管或组织以控制出血的器械。

17. 手术镊（surgical forceps）

手术镊是指用于夹持组织，以利解剖及缝合的摄子。镊子的尖端分为有齿及无齿（平镊），齿又分粗齿与细齿；镊子的尖端又分为尖头与钝头。

18. 持针器（needle holder）

持针器又称持针钳，用以夹持缝针，缝合组织，也可用于夹持刀片，协助上刀片及下刀片。

19. 拉钩（retractor）

拉钩又称牵开器，用于牵开组织，暴露手术野，便于手术操作。

20. 缝合针（suture needle）

缝合针是指用于缝合伤口的针，通常与线一起使用。